楽しくわかる栄養学

著

中村丁次

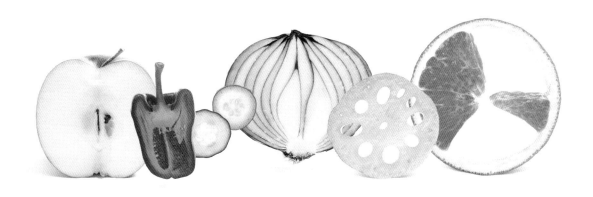

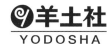羊土社
YODOSHA

はじめに

　近年の栄養学の進歩には目覚ましいものがあり，栄養の実践は，貧困，保健，医療，福祉，教育，ジェンダー，労働，成長，平等，そして気候変動など，多種多様な領域に影響を及ぼすことがわかってきました。例えば，栄養改善は，体力，精神力を向上させ，労働力を上昇させることにより，収入や賃金を増やすことができ，貧困を削減させることができます。栄養欠症や肥満・非感染性疾患の予防は，健康状態を増進すると同時に，医療費や介護費を減少させ，胎児や幼児の栄養改善は，学習能力をも向上させ，社会のエンパワメントを高めます。発展途上国においては，栄養改善により国民総生産 (GNP) を8～11％上昇させることができることがわかってきました。さらに食品の生産，加工，分配，調理の工夫により，地球環境に与えている負荷も減少させ，地球にやさしい食事を提供することが可能になるのです。

　一方，わが国においては，高齢社会の進展により，人々は健康寿命の延伸を望むようになってきています。いつまでも元気で，はつらつと生きていくための「栄養バランスのとれた健康な食事」は，ますます重要になってきています。では，「栄養のバランスとは，何のバランスなのか」「そもそも栄養とは何なのか」を聞くと，正確に答えられる人は少ないのです。栄養学を究めようとしている専門家に聞けば，多くの人たちから「それはとても難しい問題だ」と答えが返ってきます。栄養学は，親しみがあり，誰でも栄養に関する多少の知識はもっています。しかし，栄養を本当に理解しようとすると，栄養学を深く，広く学ぶ必要があり，簡単に習得できるわけではありません。

しかしながら，私たちは，知識のレベルに関係なく，生きていくために，毎日，必ず何かを食べていかなければいけません。健康上のリスクをもった人や病気の人は，どのような食事をすればいいのか，深刻な課題になります。つまり，誰もが，生きている限り，栄養を正確に学ばなければならないのです。それは，人類が雑食性により進化したために，多種多様な食品から，「何を，どのくらい食べれば生きていけるのか」という知恵が必要になったからです。人間は，生きていくために「栄養を正しく知る」ことを宿命づけられたのです。

　このように大切な栄養ですが，情報化社会の発達により，栄養はもちろんのこと，健康，食品，食事に関する情報が，連日，山のように放出され，結局，人々は，何をどのように食べればいいのかわからなくなってきています。このような状況であるがゆえに，栄養学を，わかりやすく，楽しく学べる本が必要だと考え，今回，この本を執筆しました。「難しい話をわかりやすく，楽しく，正しく伝える」ために，過大な協力をいただいたイラストレーターのウチダヒロコ様，さらに編集部の田頭みなみ氏と関家麻奈未氏に心から感謝します。

　この本が，多くの人々の健康と幸福に貢献できることを願っています。

2020年1月

中村　丁次

目次概略

目次

第4章 | エネルギー代謝 ……………………… 88

本書に出てくるキャラクターについて

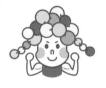

タンパク質　　脂質　　糖質　　食物繊維　　ミネラル　　ビタミン

炭水化物

栄養素のキャラクターです。各栄養素の特徴からイメージを膨らませ，デザインしました。栄養素の特徴を振り返りたいとき，本文中のキャラクターが示すページを辿ってみてください。キャラクターたちと一緒に，楽しく栄養学を学びましょう。

■ **正誤表・更新情報**

https://www.yodosha.co.jp/textbook/book/5441/index.html

本書発行後に変更，更新，追加された情報や，訂正箇所のある場合は，上記のページ中ほどの「正誤表・更新情報」からご確認いただけます．

■ **お問い合わせ**

https://www.yodosha.co.jp/textbook/inquiry/index.html

本書に関するご意見・ご感想や，弊社の教科書に関するお問い合わせは上記のリンク先からお願いします．

第 1 章

栄養学とは

　雑食性により，われわれは地球のあらゆるところに生存できるようになったが，命を維持し，健康に生活するには，多種多様な食品から，自分に必要なものを適正に選択する知恵が必要になった。その知恵を科学的に明らかにしたのが栄養学である。第1章では，栄養の概念，歴史，栄養と人体の関係，食物成分と栄養素，さらに保健，医療，福祉における栄養の役割を学ぼう

① 栄養，栄養学とは

栄養（nutrition）とは，生体が食物などを摂取して，その成分を消化，吸収，代謝することにより，生命を維持し，成長，発育して生活を営む一連の状態をいう（図1）。摂取すべき成分を**栄養素**（nutrients）という。食物の摂取が著しく偏れば，栄養素の過不足状態が起こり，長期に及べば欠乏症や過剰症が発症し，死に至ることもある。栄養は，人間が生命を維持し，生きていくうえで最も重要な課題となる。

一般に，「にんじんには栄養がある」といわれるが，にんじんにあるのは特定の栄養素であり，栄養という状態が存在しているのではない。つまり，正確にいえば，「にんじんは，ビタミンAの作用を有するカロテン★という成分を多く含んだ食品だ」となるが，栄養価が高いか否かは，判定できない。それは，摂取する人間側の状態によって，にんじんの栄養的価値は異なるからである。日頃から，ビタミンAを含有する食品の摂取が不足状態にある人には，にんじんは摂取する価値があり，栄養価の

★ビタミンAには，上皮組織の機能維持，形態形成，視覚機能など，多様な作用があり，カロテンは，体内に入りビタミンA（レチノール）に変化する前駆成分（プロビタミン）である

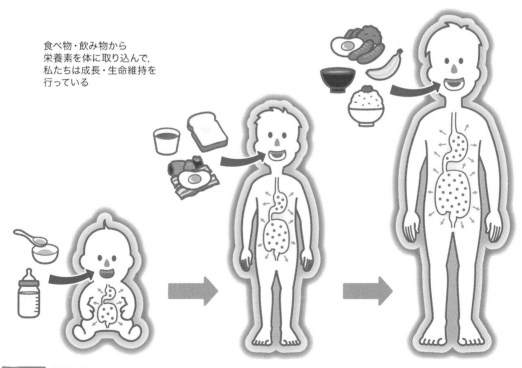

食べ物・飲み物から栄養素を体に取り込んで，私たちは成長・生命維持を行っている

図1 栄養の概念

高い食品といえるが，十分摂取している食習慣をもつ人には，栄養価の高い食品とはいえない。

栄養素には主として生体の構成成分になる**タンパク質**，生体の活動源となる**炭水化物**[★]と**脂質**があり，これらはエネルギーを産生することから**エネルギー産生栄養素**という。これらは摂取量が多くg単位で表現されることから**マクロ栄養素**（macronutrient），もしくは，**三大栄養素**とよばれてきた。

さらに，代謝調整の役割をするビタミンや生体の構成成分や調節を司るミネラルがあり，これらは摂取量がmg単位以下で示されることから**微量栄養素**（micronutrient）とよばれている。また，タンパク質，糖質，脂質，ビタミン，ミネラルを合わせて**五大栄養素**とよぶ（図2）。

このような栄養を，科学的方法に基づいて系統的に研究，教育する学問を**栄養学**（sciences of nutrition）という。栄養学の領域には，栄養の基礎的問題を課題にする**基礎栄養学**（basic nutrition），食物を中心とした**食物栄養学**（food nutrition），人間個人を対象とした**臨床栄養学**（clinical nutrition），さらに集団や地域を対象とした**公衆栄養学**（community nutrition）がある。

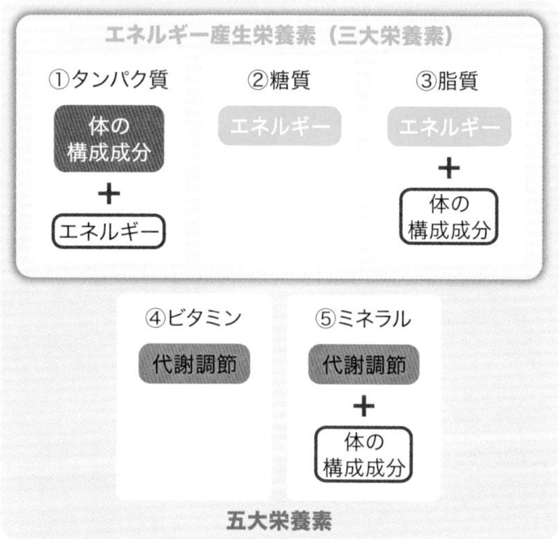

★炭水化物：炭素と水素の化合物であり，「糖質」と「食物繊維」を含めたものである。前者は消化・吸収され，後者は消化酵素が存在せず，吸収されない成分である。従来，食物繊維は栄養素ではなかったが，他の栄養素の吸収を調整し，消化管の蠕動（ぜんどう）運動を促進するなど，種々の生理作用があることや腸内細菌の発酵により短鎖脂肪酸などのエネルギー産生成分を生み出すことから，栄養素の1つと考えられるようになった。そこで，食物に含有される成分としては，両方を含んだ炭水化物として表示され，体内に吸収されて種々の代謝に関係する場合は糖質と表現する

図2 エネルギー産生栄養素（三大栄養素）と五大栄養素の働き

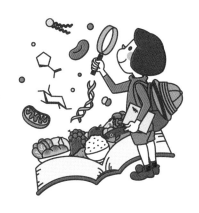

② 栄養学の歴史

　古今東西，食事と健康や疾病との関係は数多く論じられてきた。人間は，食べることで命をつなぎ，食べることを中断すれば，体力を失い病気になり，絶食が長期に及べば死に至る。つまり，「食事は生命と生活の原点だ」と考えられたことで，多くの健康法，養生法が生み出された。さらに治療法には，食事のしかたが組み込まれ，長きにわたって人間の保健，医療を支えていた。ところが，これらのほとんどは，食物の選択と分類，さらに有効性のある特定の食物の摂取と有害な食物の排除といった経験則に基づいた実践によって成り立っており，生命科学の一部として発展しなかった。一方，栄養学は，食物のなかに生命の素を探し求める学問として発展したため，生命を営む成分を明らかにすると同時に，その成分が含有される食品を明らかにし，栄養素を介して食物と生命や健康との関係性を科学的に明らかにしたのである。

◼ エネルギー代謝に関する発見

　栄養学は，18世紀の後半，フランスの科学者**ラボアジェ**（図3）が，生体は呼吸により酸素を消費し，二酸化炭素を発生させること，およびその気体の量は発生する熱量（エネルギー）に比例することを証明したことから，その扉を開いた。エネルギー代謝量が食物摂取や労作により増大することを見出し，エネルギー代謝の基礎を築いたのである。1891年，ドイツ人の**ルブネル**（図4）は，さらに，エネルギー代謝量＊が体表面積に比例することを見出し，糖質，脂肪，タンパク質が熱源となることも発見した。

＊体内で行われるエネルギーに関係した代謝をいう。エネルギー代謝には，基礎代謝，活動代謝，食事誘発性熱産生などがある（⇒第4章 ②）

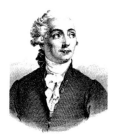

図3　ラボアジェ（Lavoisier A）
　　　1743〜1794年

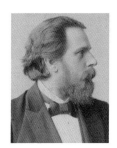

図4　ルブネル（Rubner M）
　　　1854〜1932年

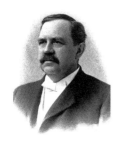

図5 アトウォーター
(Atwater WO)
1844〜1907年

★解糖：糖質をピルビ
ン酸などの有機酸に
分解してエネルギー
を産生する生化学的
反応経路をいい，有
酸素と無酸素の状
態で行われる反応が
存在する

★TCA回路，トリカル
ボン酸回路，クレブ
ス回路ともよばれて
いる

　1903年，アメリカ人の**アトウォーター**（図5）は食品に含まれる熱量を直接測定できる装置を開発し，食品に含まれる栄養素の熱量は，1gにつき炭水化物は4 kcal，脂質は9 kcal，タンパク質は4 kcalであることを見出し，アトウォーターのエネルギー換算係数を定めた。わが国においては，現在は国立健康・栄養研究所を中心にエネルギー代謝の研究がさかんに行われ，日本人のエネルギー消費量を算定する方法が検討された。

② 糖質と脂質に関する発見

　各栄養素の構造や生理作用に関する研究も進み，19世紀には，糖質の消化が解明されて各種の消化酵素が発見された。20世紀の初頭には，吸収された糖質の代謝研究がはじまり，1937年には，糖質が解糖＊され二酸化炭素と水へ酸化されてエネルギーを産生するクエン酸回路＊が**クレブス**（ドイツ）により発見された。脂質が酸化されてエネルギー源になることは20世紀になり解明され，その後，**リービッヒ**（ドイツ）らが体内において他の栄養素から脂肪が合成されることを発見した。脂肪には，単なるエネルギー源だけではなく，成長，生殖，さらに皮膚などの生理作用に関与する必須脂肪酸が含有されていることもわかってきた。

③ タンパク質に関する発見

　19世紀になるとタンパク質の本格的な研究がはじまり，タンパク質の栄養価が食品中に含有される窒素量に関係することがわかった。20世紀になり，タンパク質がアミノ酸から構成されていることが確認され，タンパク質の質がそのアミノ酸構成により決定することが明らかにされた。その後，体内で合成されない必須アミノ酸と合成される非必須アミノ酸の分類，アミノ酸の必要量，アミノ酸バランス，さらに各種タンパク質やアミノ酸の生理作用への研究へと発展した。

④ ビタミンに関する発見

　19世紀後半には，糖質，脂質，タンパク質のエネルギー産生栄養素だけでは動物が完全に育たないことがわかり，副栄養素の存在が推測されていた。わが国では，長きにわたり，白米を大食する人々のなかで発症

する神経症状を伴う難病（脚気）に悩まされ，日清，日露戦争では，多くの兵士が，この病気で死亡した。特に，陸軍では**森鴎外**（図6）が脚気は感染症だと考え衛生管理を徹底したが，食事の改善を行わなかったために患者を減少させることはできなかった。一方，海軍では，**高木兼寛**（図7）が欧米には脚気患者がみられないことから，早くから白米中心の和食から，肉食を中心とした洋食に切り替えることにより脚気を予防していた。1890年には**エイクマン**（オランダ）が，脚気症状を示す鶏の飼料に米ぬかを添加するとその症状が治ることを発見し，1911年，**フンク**（ポーランド）は，米ぬかからその有効成分の結晶化に成功した。また，それがアミン＊の性質を有していたことから生命の（vital）アミン（amin），つまり**ビタミン**（vitamin）と命名した。日本でも**鈴木梅太郎**（図8）が，脚気予防に有効な成分を米ぬかから単離，結晶化していた。

海外では，大航海時代，ヨーロッパの征服者は，進歩した航海術を活かして未知なる世界の征服をめざした。しかし，航海が長期に及ぶと，船員の約半数に出血がはじまり，歯が抜け，傷口が開き，黄疸がおき，手足が動かなくなり，最後には死に至る難病が発症した。この病気で約200万人の水夫が死亡した。この病気の対策として，イギリスのクック船長は，ジェームズ・リンド医師の助言に従い，当時地方の民間療法だった柑橘類を与える療法を水夫に行い完治させた。後に解明されることになるが，この難病は，新鮮な野菜や果物の摂取不足によるビタミンC欠乏症である壊血病だったのである。つまり，この当時，アジアではビタミンB_1不足，ヨーロッパではビタミンC不足に悩まされていた。

5 ミネラルに関する発見

18世紀には，血液に鉄が含有されることがわかり，骨もカルシウムやリンから構成されていることがわかってきた。20世紀に入り，甲状腺腫がヨウ素欠乏で起こることが解明されてきたように，多くのミネラル欠乏症が発見され，ミネラルの生理作用や食品での含有量が明らかになってきたのである。その後，多くのビタミンやミネラルが発見され，その生理作用や食品における含有量が明らかにされてきた。

栄養学の発展の歴史をみると，栄養素の人体での作用と，栄養素を含

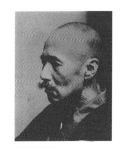

図6 森鴎外
1862～1922年
（写真提供：国立国会図書館ウェブサイト）

★アミン：アンモニアの水素原子をアルキル基かアリル基で置換した化合物の総称

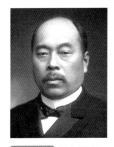

図7 高木兼寛
1849～1920年
（写真提供：東京慈恵会医科大学）

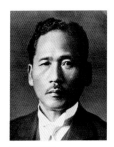

図8 鈴木梅太郎
1874～1943年
（写真提供：第一三共株式会社）

有する食物の摂取方法との両方を見出すことにより，食物と健康や病気との関係を科学的に解明し，多くの栄養欠乏症を克服することにより，その学問的体系化を図ってきたことがわかる。

1 人体の構成と栄養

　人体は，細胞，組織，臓器により構成され，これらの円滑な作用により生命が維持されて生活が営まれている。これらの構成成分や活動成分になっているのが栄養素であり，人体の16.4％がタンパク質，15.3％が脂質，5.7％がミネラル，糖質が1.0％以下，その他が水分によって成り立ち，これらを補給するために，食事から必要な栄養素を補給している（図9）。一方，日常の食事の構成比率は，エネルギー比で糖質が57.7％，脂質が26.3％，タンパク質が16.0％である（⇒第2章❹）。最も摂取量の多い糖質は，大部分がエネルギー源として消費されるので，生体内の割合は最小となっている。人体の構成比率と食事の構成比率が異なることからわかるように，食物の栄養成分が直接的に生体で利用されているのではなく，摂取された栄養素は，その人に適する新たな栄養素に転換されて利用されている。例えば，牛の筋肉であるビーフステーキを食べても，そのまま食べた人の筋肉になるわけではない。ビーフステーキを食べれば，そのなかのタンパク質が消化されてアミノ酸として吸収され，その一部が人の筋肉を構成するタンパク質の合成に利用されるのであり，その過程には何段階もの代謝過程が存在する。牛肉のタンパク質が，そのまま利用されるとしたら，ビーフステーキをよく食べる人の筋肉は，牛の筋肉になるだろう。

　ところで，人体の構成成分は，絶え間なく，古くなったものは分解され，新しく合成されたものと入れ替わり，分解されたものは，再利用されるものもあるが，最終的には尿や皮膚から排泄される。合成材料には，体内組織からの分解成分と食事からの摂取成分が利用され，分解と合成は，一定の範囲で平衡状態が維持されている。したがって，人体では，

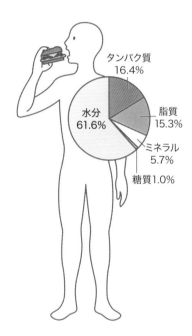

図9

人の体を構成する成分

タンパク質
16.4%

脂質
15.3%

ミネラル
5.7%

糖質1.0%

水分
61.6%

栄養素の摂取量が分解・排泄量を補うことができなければ不足状態が起こる。不足の程度が著しく長期間であれば，恒常性*が維持できなくなり栄養欠乏症に至り，人体に障害を与えることになる。この場合，最初に細胞内で生化学的変化が起こり，長期になれば生理的変化が起こり，さらに続けば組織，臓器に変化が起こり，最終的には形態的な変化が起こる。

　人体の栄養状態は，低栄養でも過剰栄養でもない適正状態を中心に，欠乏状態と過剰状態に大別でき，さらに前者は欠乏症と潜在性の欠乏状態に，後者は，過剰症と潜在性の過剰状態に分けられる（図10）。**栄養欠乏症**は，栄養素の著しい欠乏状態が長期におよび心身の異常が出現し，脚気，夜盲症*，壊血病，くる病のような疾病状態である。この場合，各種の栄養剤による直接的な治療が必要になる。潜在性の欠乏状態は，栄養素が十分補給されている健康状態と欠乏症の境界領域にあり，各種の臨床検査値が欠乏症と診断されるほど異常値ではないが，栄養摂取量が不足し，栄養素の体内貯蔵量や代謝能力が低下し，各種の不定愁訴*が出現しやすくなっている状態である。生体に自然治癒力が存在するので，日常の食事の改善やサプリメントによる栄養補給で不足状態が改善できる。

　栄養過剰症は，特定の食品やサプリメントの大量摂取により，栄養素の過剰摂取が長期におよび心身の異常が出現した中毒症の状態である。

★恒常性：生体が，外部環境や食事の変化に対応して，内部環境を一定に維持しようとする性質や状態をいう

★夜盲症：暗順応が低下する病気で，暗部での視力が著しく低下する。後天的に起こる代表的な原因がビタミンA欠乏症である（⇒第2章）

★不定愁訴：原因となる病気が存在しないのに，「疲れやすい」「眠れない」「頭が重い」「イライラする」などの体調不調を訴える状態をいう

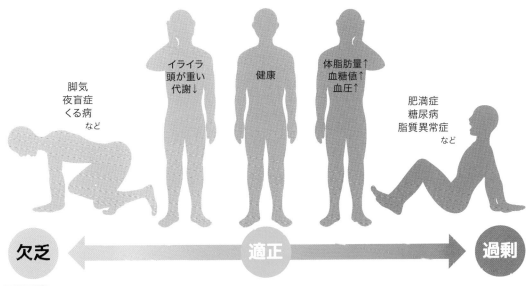

図10 栄養状態と人体への影響

また，栄養素の過剰状態に遺伝素因が関与して，肥満症，糖尿病，脂質異常症，高血圧症，高尿酸血症，動脈硬化症などの非感染性疾患，いわゆる生活習慣病が発症している状態である。潜在性の過剰状態は，各種の臨床検査値が病気と診断されるほどの異常値ではないが，栄養素摂取量が過剰で，肥満により体脂肪量が増大し，エネルギーおよび栄養素の代謝が変化し，生活習慣病が誘発されやすい状態である。体脂肪量，血糖値，血中脂質，血圧などが標準値以上であるが肥満症，糖尿病，脂質異常症，高血圧症と診断されるまでには至らない状態である。メタボリックシンドロームがこの状態に該当する。

2 細胞・遺伝子と栄養

人体を構成する基本単位は**細胞**である。細胞の中には**細胞質**と**核**があり，細胞質にはミトコンドリア，リソソーム（リゾソーム），小胞体，ゴルジ体，リボソームなどの細胞小器官が含まれる（図11）。ミトコンドリアはエネルギー保有物質であるATP★（アデノシン三リン酸）を産生し，リボソームではタンパク質を生み出し，小胞体では物質を運搬し，ゴルジ体はリボソームがつくったタンパク質を包んで細胞外に運び出す

★ATP：アデノシンにリン酸基が結合したもので，結合部に高いエネルギーを保有し，このエネルギーが生命活動のエネルギー源として利用される

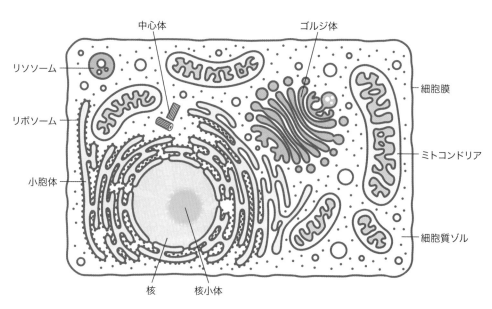

図11 細胞の基本構造

役割をもっている。核の中には両親から受け継いだ46本の**染色体**が収納され，染色体は**デオキシリボ核酸（DNA）**が鎖状に連結して二重らせん構造をつくっている（図12）。DNAは，アデニン（A），グアニン（G），シトシン（C），チミン（T）の4塩基がルールに従って対になって存在し，遺伝情報を形成している。DNAに組み込まれた遺伝子情報が生理機能のために読みとられることを**遺伝子発現**という。DNAの情報がメッセンジャーRNA（mRNA）にコピーされ，その情報に従ってリボソームの中でアミノ酸が組み合わされタンパク質が合成されていくのである。つまり，両親からの遺伝情報は，DNA→mRNA→タンパク質と伝達されて（⇒第3章❻），両親に似た固有の人体になっていく。一方，全身の約60兆個★の細胞には，ほぼ同じように遺伝子が含まれているが，それぞれが固有の臓器に発展し，骨になる細胞や皮膚になる細胞が出てくるのは，DNA中の遺伝子の作用をON，あるいはOFFに切り替える装置をそれぞれの細胞がもっているからである。

★37兆2,000億個ほどだとする見解もある

　ところで，遺伝子を個人間で比較すると塩基配列が異なる場合があり，その変化が人口の1％以上の頻度で存在する場合を**遺伝子多型**という。例

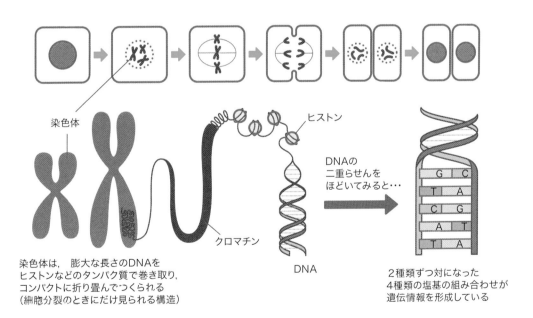

染色体

ヒストン

DNAの二重らせんをほどいてみると…

クロマチン

DNA

G	C
T	A
C	G
A	T
T	A

染色体は，膨大な長さのDNAをヒストンなどのタンパク質で巻き取り，コンパクトに折り畳んでつくられる（細胞分裂のときにだけ見られる構造）

2種類ずつ対になった4種類の塩基の組み合わせが遺伝情報を形成している

図12 DNA は二重らせん構造をつくる
　ヒストン：DNAを折り畳み核内に収納する役割をもつタンパク質
　クロマチン：DNAとヒストンなどのタンパク質の複合体のこと

えば，糖尿病に関連する遺伝子に多型があれば，インスリンの分泌機能や感受性が低下し，同じように太っている人と比べて糖尿病になりやすい。

　遺伝子に書き込まれたプログラムにより，臓器内の細胞で，必要なタンパク質が必要なときに，必要量だけ生産されれば健康は維持される。しかし，過食，栄養素摂取の偏り，ストレスが加わると，この調節機能に異常が発生して，タンパク質の生産や機能に乱れが生じて健康が維持できなくなり，結果的に病気を引き起こすことになる。また，疾病の発症に関与する遺伝子多型に不適正な食習慣が加わった場合は，生活習慣病の発症がより確実なものになっていく。

❹ 食物の成分と栄養

　われわれは，日常的に食事により**食物**を摂取してエネルギーと栄養素を獲得し，生命を営んでいる。食物の源は，自然界に存在する動物と植物であり，これらを獲得し，食べやすいように加工，調理することで食物とすることができる。このように食物の源となる動植物を一般に**食品**とよんでいる*。つまり，人間が摂取する栄養素は，自然界に存在する動植物の命の代償により獲得でき，これらは無限に存在しているのではない。しかも，食物は人間に必要な栄養素を補給してくれるが，それぞれの食物の構成成分は，その動植物が生きていくうえで必要な内容であり，人間の命を保証して健康を維持するのに都合がよい内容ではない。例えば，豚肉には脂質やビタミン B_1 が多く含まれるため，これらを摂取するには優れた食品であるが，脂肪の構成成分として，飽和脂肪酸が多く高エネルギー食品なので，食べ過ぎると肥満や脂質異常症の誘因となる。このように，人間にとって必要なすべての栄養素を適正に含有する「完全栄養食品」は，自然界には存在しないのである。個々の食品に含まれる成分には，過不足があり不完全であるために，いろいろな食品を摂取して食事全体で栄養のバランスをとる**雑食性**を人類は選択した。人類が，意識的に雑食性を選択したというより，生存する環境に適応しながら雑食を身につけたヒト族が人類に進化でき，地球上のあらゆるところ

★例えば，白米は「食品」であるが，これを炊飯しごはんとすると「食物」となる

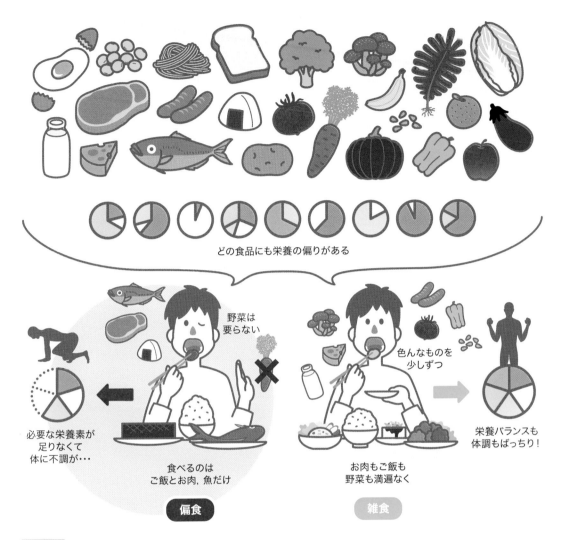

どの食品にも栄養の偏りがある

野菜は
要らない

必要な栄養素が
足りなくて
体に不調が・・・

食べるのは
ご飯とお肉，魚だけ

偏食

色んなものを
少しずつ

栄養バランスも
体調もばっちり！

お肉もご飯も
野菜も満遍なく

雑食

図13 雑食性であることの意義

に生存できたのだと考えられる。例えば，ヨーロッパに拡張していたネアンデルタール人は，偏食がひどく限られた食物しか摂取しなかったことから，ヨーロッパが寒冷曝露を受けた時代に，食糧不足になりイベリア半島のジブラルタル[★]で絶滅した。一方，火を活用することにより食物の調理，加工を発展させ多種多様な動植物を食べ，農業を起こすことにより食物の安定供給ができるようになったことでホモ・サピエンスはヒト族のなかで唯一，地球上のあらゆるところに生存範囲を拡大することができたと考えられている[★]（図13）。

　雑食は，人類の進化，発展に不可欠の要因であったが，1つの課題が

★ジブラルタル：スペインの南端に位置するイギリス領

★諸説ある

残されていた。それは，多種多様な食品のなかで，どのような食品を，どのくらい摂取すれば生きていけるのかという課題である。人間は，このことには古くから気が付いていたため，古今東西の健康法や医療法のなかには必ず，個々の食品がもつ働きに注目した食事法，あるいは食事療法が存在している。人類の長い食経験に基づき，その食品がもつ特徴を使用目的に合わせて分類したのであった。

雑食により人類は進化したのであるが，その反面，「食品の特徴を考えて食べる」ことを宿命づけられたといってよい。そこで，前述のような経験則ではなく，食品に含まれる成分を科学的に解明したのが栄養学である。つまり，日常的に摂取する食品が含有する成分により，それぞれの食品を栄養的特徴により分類し，適正な食品選択により，すべての栄養素を過不足なく摂取する食事法を生み出した。ごはん，パン，麺類などの穀類から炭水化物を，肉類，魚介類，卵類，大豆製品などからタンパク質や脂質を，牛乳・乳製品さらに野菜類や果物類からビタミンやミネラルを適正に摂取する方法を確立したのである。栄養学では，人体における栄養素の消化，吸収，代謝などを学ぶと同時に，摂取する食品の成分的特徴，適正な選択，加工，調理，流通なども学ぶ必要がある。

⑤ 保健，医療，福祉と栄養

1 保健と栄養

保健とは，日常の活動において食事，運動，休養を調和させると同時に禁煙，適度な飲酒を心がけることによって健康度を増大させ，疾病の罹患を回避することである（図14）。例えば生活習慣病の対策に関しては，保健活動としての**一次予防（保健）**，早期発見，早期治療を目標にした**二次予防（医療）**，さらに疾病を有しながら増悪化を防止し，日常生活を営めるようにする機能回復や社会復帰をめざした**三次予防（福祉）**がある。保健活動の内容には，健康人がより健康度を高める**健康増進**（health promotion）と，生活習慣病の危険因子の形成を防ぐ，**危険因子の低減・除去**（risk reduction）がある。

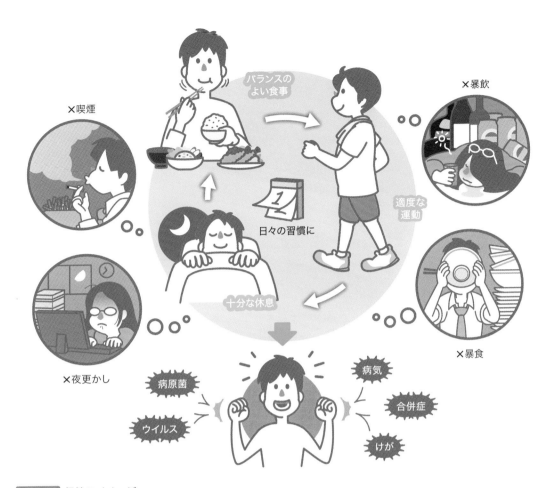

図14 保健のイメージ

　保健における栄養の役割は，肥満症やエネルギー・タンパク質欠乏症，ビタミン・ミネラルの欠乏症や過剰症に対して，日常の食事を改善することによりエネルギーや栄養素の過不足を調整して，これらの疾病を直接予防することにある。また，栄養素の摂取が直接的な原因にはならないが，間接的に影響を及ぼす慢性疾患に関しては，栄養状態を改善することにより，これらの危険因子を軽減し予防することができる。代表的な非感染性疾患である生活習慣病は，不適正な食習慣が形成されてから発症までには移行期が存在し，発症後も増悪化には生活習慣の影響を受ける特徴をもつ。例えば，過食や運動不足により肥満が形成され，肥満によりインスリン抵抗性*が起こり，そのことにより血糖値，中性脂肪，さらに血圧が上昇し，糖尿病，脂質異常症，高血圧症の危険因子となり，

★インスリン抵抗性：肝臓，筋肉，脂肪組織で正常にインスリンが作用しない状態をいい，糖尿病の誘因となる

これらの状態が複合的に作用して動脈硬化や心筋梗塞を発症させる。したがって，疾病の発症予防には，適正な食習慣の形成と改善が最も重要であり，過食，偏食，不規則な食習慣の改善が必要となる。

保健では，栄養欠乏症や栄養過剰症を予防し，生活習慣病の予防，さらに増悪化防止のために，**食事摂取基準***を参考に，個人や集団の栄養状態を評価，判定しながら栄養適正量を決定し，食事を改善していくことになる。

★食事摂取基準：国民の健康の維持，増進を図るうえで摂取することが望ましいエネルギーおよび栄養素の量を示したものであり，わが国では健康増進法に基づき厚生労働大臣が定める（⇒第9章）

❷ 医療・福祉と栄養

医療，福祉における栄養は，疾病の治療，増悪化の防止，機能回復や社会復帰の目標があり，栄養の役割は疾病の状態により異なる。

Ａ 自然治癒が期待できる場合

外傷，かぜ，食中毒などの感染症，あるいは軽い炎症などでは，一時的に治療を行えば，自然治癒力により治癒できる。この場合，急性期に食べやすく，消化・吸収がよく，より多くの栄養素を補給する目的で**食事療法**が行われる。栄養状態の改善により，免疫能の改善が期待できる。

Ｂ 積極的な治療が実施される場合

外科療法，抗生物質，抗がん薬などの積極的治療法が実施される場合，その副作用として食欲低下，味覚異常，摂食・咀嚼・嚥下機能の低下，消化・吸収機能の低下，代謝異常などで栄養状態が悪化する。このような場合，食事からの経口摂取を改善するとともに，カテーテルを用いた**経腸（経管）栄養法**や**中心静脈栄養法**などの栄養補給が行われる（⇒第7章❸）。

Ｃ 自然治癒は望めないものの，発症の予防，増悪化や再発の防止，安定化が図れる場合

消化器疾患，高血圧症，脂質異常症，動脈硬化，心臓病，糖尿病，肝臓病，腎臓病など慢性疾患の食事療法がこのタイプに属し，疾患の危険因子を低減・除去することにより，発症の予防，合併症や増悪化の防止のために用いられる。発症後は生涯にわたり**食事療法**や**栄養療法**が必要となる。

Ｄ 治癒が期待できず，症状の改善を主に行う場合

がん，エイズ，その他の難病のような重症性の疾患であり，治癒が困

職種	役割
医師	・ 栄養状態と栄養補給法に関する最終的な決定 ・ 輸液・栄養剤の処方 ・ カテーテルの挿入
管理栄養士	・ 栄養状態の評価・判定 ・ 栄養管理計画の立案 ・ 栄養モニタリング ・ 食種・経腸栄養食品の選択 ・ 栄養指導
薬剤師	・ 栄養輸液の調整 ・ 服薬指導
看護師	・ カテーテルの管理 ・ 患者教育
歯科医師	・ 摂食嚥下機能の評価，口腔機能向上の機能計画と歯科治療
臨床検査技師	・ 栄養アセスメントにおける臨床データの管理・解説

表 NSTにおける主たる職種の役割

難で悪化も防ぐことができない場合である。食事により，全身の栄養状態をよくして病気の進行を遅らせることや患者の精神的な満足感が得られるような**食事療法**や**栄養療法**が行われる。

これらのいずれの病状であれ，栄養状態の悪化を放置すれば，手術の回復が遅れ，薬物効果が低下し，免疫能や自然治癒力が低下し，感染症が増大し，結果的に入院日数が増大し，結局，医療費や介護費が増大することになる。傷病者は，疾患そのものの一般的症状として，味覚や食欲が低下し，消化・吸収機能が低下し，さらに代謝亢進により栄養必要量が増大して栄養状態が低下しやすい。さらに，病院食や栄養補給の管理方法が悪く，栄養摂取量が必要量を満たさず，栄養素の不足状態を生じることがある。

近年，急性期の栄養障害患者に対して，チーム医療により積極的に栄養管理を行う**栄養サポートチーム**（nutrition support team：**NST**）が拡大しつつある。NSTは，医師，管理栄養士，薬剤師，看護師，歯科医師，臨床検査技師などにより栄養状態の評価・判定を行い，適正な栄養補給の計画を立案，実施し，さらに継続的なモニタリングを行い，評価することで患者の栄養状態を改善するチームをいう。チーム内での各専門職の役割がある（表）。

第**2**章

栄養素の種類と働き

　人間は，飲食物を摂取することにより，生命に必要な成分である栄養素を身体に供給している。この章では，栄養素の種類や生体での働きをみていこう。また，その栄養素を含有する食品やそのバランスが乱れたときに起こる欠乏症や過剰症について学んでみよう

① 栄養素の種類と含有する食物

　人間は，日々の食事からエネルギーと栄養素を摂取している。栄養素には，**タンパク質，脂質，炭水化物**（糖質，食物繊維），**ビタミン，ミネラル**がある。また，栄養素ではないが**水**も生体にとって重要である。各栄養素は，それぞれに構造的特徴があり，役割も異なる。本項では，各栄養素の種類と特徴を述べ，本章❷以降で働きや栄養のバランスが乱れると身体にどんな影響が出てくるかを説明する。

1 タンパク質

　タンパク質（protein）は，ギリシャ語で「第一の物，重要なもの」という意味をもつ。タンパク質は**アミノ酸**から構成され，アミノ酸は，炭素，水素，酸素以外に**窒素**を含有しており，内臓，筋肉，皮膚，毛，ホルモン，酵素，さらに免疫体などの主成分となる（図1）。いわば，人体を構成する主成分はタンパク質だといってよい。タンパク質は，同じようにエネルギー源となる炭水化物や脂質とは異なり，約16％の窒素を含

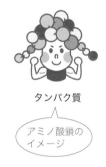

タンパク質

アミノ酸鎖のイメージ

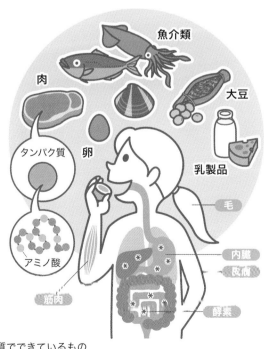

図1　タンパク質でできているもの

表1	タンパク質を構成するアミノ酸	
必須アミノ酸（不可欠アミノ酸）	**非必須アミノ酸（可欠アミノ酸）**
・ロイシン ・イソロイシン ・リジン（リシン） ・スレオニン（トレオニン） ・トリプトファン ・バリン ・ヒスチジン ・メチオニン ・フェニルアラニン	・アルギニン※ ・グリシン ・アラニン ・セリン ・チロシン ・システイン ・アスパラギン ・グルタミン ・プロリン ・アスパラギン酸 ・グルタミン酸

※乳幼児にとってはアルギニンも必須アミノ酸に含まれる

んでいるため，糖質や脂質によって代替することはできない。また，約20種類のアミノ酸から構成され，これらのうち，9種類が人体で合成できない，あるいは，合成されても必要量が満たされないために，**必須アミノ酸**や**不可欠アミノ酸**とよばれる★（表1）。タンパク質は，主として肉類，魚介類，卵類，牛乳・乳製品，大豆・大豆製品から摂取できるが，炭水化物の多い穀類，いも類，果物類，野菜類などにも広く含有されている。タンパク質の働きや欠乏症，過剰症については本章❷で説明する。

★人体で合成できるものは，「非必須アミノ酸」もしくは「可欠アミノ酸」とよばれる

❷ 脂質

脂質

トリグリセリドのイメージ

★エステル結合：カルボン酸（R–COOH）とアルコール（R'–OH）から水（H_2O）が失われてできる結合（–COO–）のこと

　脂質（lipid）とは，食品の成分のうち，水に不溶で，エタノール，クロロホルム，メタノールなどの有機溶媒によって抽出されるものをいう。常温で液体のものは**油**，固体のものは**脂**とよばれる。脂質は，構成成分により単純脂質，複合脂質，誘導脂質の3種に分類される（表2）。**単純脂質**とは，アルコールと脂肪酸がエステル結合★してできている脂質で，アシルグリセロールあるいは中性脂肪とよばれる。**複合脂質**は，他の成分が脂質と結合したものでリン脂質，糖脂質，あるいはリポタンパク質などがある。**誘導脂質**は，単純脂質や複合脂質が加水分解されたときに生じるもので脂質の性質を示す。具体的には，ステロイドや脂肪酸などがある。

　脂質は，それぞれが異なった生理作用をもち，その作用は脂質を構成している脂肪酸の特徴に依存していることがある。脂肪酸は二重結合の

表2 脂質の種類

分類	例	構造
単純脂質	・アシルグリセロール（中性脂肪） ・コレステロールエステル ・ろう	グリセロール — 脂肪酸 / 脂肪酸 / 脂肪酸 例：トリグリセリド
複合脂質	・リン脂質［グリセロリン脂質，スフィンゴリン脂質］ ・糖脂質［グリセロ糖脂質，スフィンゴ糖脂質］ ・リポタンパク質	グリセロール — 脂肪酸 / 脂肪酸，リン酸 例：リン脂質
誘導脂質	・ステロイド ・脂肪酸［飽和脂肪酸，不飽和脂肪酸］	脂肪酸 $H-\overset{\displaystyle H}{\underset{\displaystyle H}{C}}-COOH$ 例：酢酸（飽和脂肪酸）
その他	・エイコサノイド ・イソプレノイド ・脂溶性ビタミン	

［ ］は例にあげた脂質の分類を示している

有無によって，二重結合のない**飽和脂肪酸**と二重結合をもつ**不飽和脂肪酸**に大別される（表3，図2）。二重結合が1個の場合を**一価不飽和脂肪酸**，2個以上を**多価不飽和脂肪酸**とよび，二重結合の位置によってn–3系脂肪酸やn–6系脂肪酸に分類される（図3）。α–リノレン酸，リノール酸，アラキドン酸などのように二重結合が2個以上ある脂肪酸は人体で合成できないか，合成量が少ないので，**必須脂肪酸**とよばれる。脂質は，調味料油，バター，マーガリンなどの油脂類はもちろんであるが，肉類，魚介類，卵類，大豆類，牛乳・乳製品などのタンパク質食品や種実類に多く含まれる。コレステロールは内臓，卵類に多く含まれる。脂質の働きや欠乏症，過剰症については本章❸を参照。

❸ 炭水化物（糖質，食物繊維）

炭水化物とは，炭素，水素，酸素の3元素より構成される化学成分で，消化酵素で消化できる**糖質**と，消化酵素で消化できない非消化性の**食物**

表3 脂肪酸の分類

脂肪酸の分類			脂肪酸名
飽和脂肪酸（二重結合なし）			・酪酸 ・カプリル酸 ・パルミチン酸　など
不飽和脂肪酸	一価不飽和脂肪酸（二重結合1個）		・パルミトオレイン酸 ・オレイン酸
	多価不飽和脂肪酸 （二重結合2個以上）	n-3系脂肪酸	・α-リノレン酸 ・エイコサペンタエン酸（EPA） ・ドコサヘキサエン酸（DHA）
		n-6系脂肪酸	・リノール酸 ・γ-リノレン酸 ・アラキドン酸

青字：必須脂肪酸

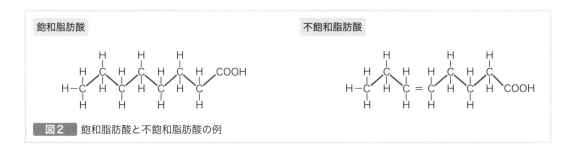

図2 飽和脂肪酸と不飽和脂肪酸の例

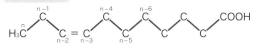

※メチル基（–CH₃）から数えて3番目（n–2）と
　4番目（n–3）のCの間に二重結合がある

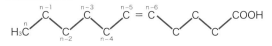

※メチル基（–CH₃）から数えて6番目（n–5）と
　7番目（n–6）のCの間に二重結合がある

図3 n-3系脂肪酸とn-6系脂肪酸

糖質

マルトースの
イメージ

繊維に分けられる。糖質の種類は，単糖の数により，単糖類，少糖類，多糖類に分類される。**単糖類**には，グルコース，フルクトース，ガラクトースがあり，単糖類が2〜10個程度結合した**少糖類**にはスクロース，マルトース，ラクトースがある。単糖が10個以上結合したものを**多糖類**といい代表的なものがでんぷんである（表4）。炭水化物は，自然界由来のすべての食品に存在するが，糖質含有量が多いものには，穀類，いも類，果物類，菓子類，嗜好飲料，砂糖，糖質の多い野菜（かぼちゃ，じゃがいも）などがある。

表4 糖質の種類

種類	特徴
単糖類（これ以上加水分解できない基本的な糖）	
グルコース	アルデヒド基をもつ代表的な六炭糖。全身のエネルギー源となるとともにグリコーゲンに合成され肝臓や筋肉に貯蔵される。果物類や蜂蜜に存在する
フルクトース	ケトン基（>C＝O）をもつ六炭糖で，スクロースの構成成分であり，果物類や蜂蜜に含有される
ガラクトース	牛乳の糖質であるラクトースの構成成分である
少糖類（2～10個の糖からなる糖質）※	
スクロース	グルコースとフルクトースが結合したもので，一般に砂糖とよばれている。スクロースを加水分解し，グルコースとフルクトースの混合物になったものを転化糖という
マルトース	グルコースが2個結合したもので，でんぷんの加水分解によって得られる。水飴の主成分である
ラクトース	グルコースとガラクトースが結合したもので母乳や牛乳に含まれる
多糖類（多数の糖からなる糖質）	
でんぷん	グルコースが多数結合したもので，結合状態により枝分かれの多いアミロペクチンと直鎖状のアミロースに分けられる。でんぷんが部分的に加水分解した状態をデキストリンといい，分解の程度により，でんぷん－デキストリン－マルトース－グルコースとなる
グリコーゲン	グルコースが多数結合したもので，アミロペクチンに構造は似ているがやや短い。動物の肝臓や筋肉にエネルギー源として貯蔵される

※天然に存在する糖の多くは二糖類である

　食物繊維とは，人の消化酵素で消化されない食物成分をいう。食物繊維は，消化されないために，直接体内に入ることはないが，種々の生理機能を有すると同時に，**腸内細菌**による発酵現象によって種々の栄養素や機能性成分が産生されることから，栄養成分として考えられている。食物繊維は，**水溶性食物繊維**と**不溶性食物繊維**に区別され，生理作用にもそれぞれ特徴がある（表5）。

　食物繊維は穀類，いも類，種実類，豆類，きのこ類，海藻類などに含まれ，それぞれに異なる種類の食物繊維が含まれる（表5）。糖質，食物繊維の働きや欠乏症，過剰症については本章❹，❺を参照。

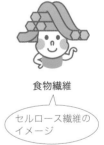

食物繊維

セルロース繊維のイメージ

❹ ビタミン

　ビタミンとは，種々の生理作用に対して補助的な働きをし，体内で合成されないか，合成されても必要量に満たないために，外部より摂取しなければならない有機化合物である。ビタミンは，エネルギー産生栄養素ではなく，体内での物質の合成・分解反応に関与するもので，自動車

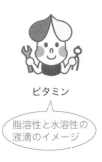

ビタミン

脂溶性と水溶性の液滴のイメージ

表5 食物繊維の分類

	種類	生理作用	具体例
水溶性食物繊維	ペクチン グルコマンナン アルギン酸	・血清コレステロール値の改善 ・腸内細菌叢の改善 ・血糖値上昇抑制	リンゴ　キウイフルーツ オクラ ワカメ　　納豆
不溶性食物繊維	セルロース リグニン キチン	・便秘の予防および改善 ・血糖値上昇抑制	ブロッコリー　サツマイモ かぼちゃ 小豆　　レンコン

にたとえれば潤滑油に匹敵する。人の体の機能がスムーズに働くよう調整しており，健康のためになくてはならない栄養素であるといえる。ビタミンは水溶性と脂溶性の2群に大別される（表6）。また，ビタミンのなかには，腸内細菌が合成するもの，体内に入ったあとビタミンと同様の効果を発揮するものなどがあり，これらは**プロビタミン**とよばれる。

　ビタミンの種類により含有する食品が異なるが，一般に，牛乳・乳製品，レバー，緑黄色野菜，未精製の穀類に各種のビタミンが豊富に含まれる（表6）。また，栄養機能性食品として各種ビタミン剤やビタミンを添加した食品が市販されている。ビタミンの働きや欠乏症，過剰症については本章❻を参照。

❺ ミネラル

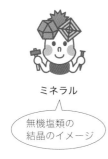

ミネラル

無機塩類の結晶のイメージ

　ミネラルとは，炭素，水素，酸素，窒素以外の必須元素である。骨や歯などの生体組織の構成成分になる他，種々の生理作用を有している。体内で合成されないために，外部より摂取しなければならない無機質である。ミネラルは体内に4％存在し，比較的多く存在するのがカルシ

表6 ビタミンの種類と主たる作用

種類	生理作用	主な供給源
水溶性ビタミン		
ビタミンB₁（チアミン）	エネルギー産生栄養素の代謝	豚肉，玄米，にんにく
ビタミンB₂（リボフラビン）	エネルギー産生栄養素の代謝	乳製品，卵
ビタミンB₆（ピリドキシン）	アミノ酸代謝	ピーマン，鶏肉
ビタミンB₁₂（コバラミン）	タンパク質や核酸の合成，造血作用	牡蠣，魚類
ナイアシン（ニコチン酸）	糖質代謝	牛肉，魚類
パントテン酸	脂質代謝	米，小麦，鶏肉
ビオチン	脂質の合成，糖質・アミノ酸代謝	卵，乳製品
葉酸（プテロイルグルタミン酸）	タンパク質の合成，造血作用	レバー，キャベツ
ビタミンC（アスコルビン酸）	コラーゲン合成に関与	果物類，じゃがいも
脂溶性ビタミン		
ビタミンA（レチノール）	視力，皮膚，粘膜の健康維持	にんじん，かぼちゃ，レバー
ビタミンD（カルシフェロール）	骨，歯の形成	魚類，きのこ類
ビタミンE（トコフェロール）	脂質の酸化防止，生殖の正常化	アーモンド，大根葉
ビタミンK（フィロキノン）	血液凝固	春菊，納豆

（ ）内は代表的な化合物名。パントテン酸とビオチンは化合物名が同じ名称

表7 多量ミネラルと微量ミネラルの種類

多量ミネラル	カルシウム，リン，カリウム，ナトリウム，マグネシウム，（硫黄，塩素）
微量ミネラル	鉄，亜鉛，銅，ヨウ素，マンガン，セレン，クロム，モリブデン，（フッ素，コバルト）

（ ）内は「日本人の食事摂取基準（2020年版）」において，多量ミネラル，微量ミネラルとして策定されていないもの

ウム，リン，カリウム，ナトリウム，マグネシウムである。一方，少ないのが鉄，亜鉛，銅，ヨウ素，マンガン，セレン，クロム，モリブデンなどでこれらを特別に**微量ミネラル**（トレースエレメント）とよぶ（表7）。

　それぞれのミネラルにより含有される食品は異なるが，主として未精製の穀類，緑黄色野菜，果物類，レバー，海藻類などに含まれる。ミネラルの働きや欠乏症，過剰症については本章❼を参照。

⇒p29

❷ タンパク質の働きと欠乏症，過剰症

① 働き

　タンパク質は，体内で多様な役割を担い，その内容は**機能性タンパク質**，**貯蔵タンパク質**，それに**構造タンパク質**に大別できる。筋肉だけではなく，酵素やホルモン，さらに免疫能などにも関係している（表8）。

② 欠乏症，過剰症

★浮腫：血液中の体液が血管外に漏れ出て，皮下組織に余分な水分がたまっている状態のこと。むくみともいう

　タンパク質は，人体の構成成分であることから，不足すると，成長障害，浮腫★，腹水，食欲不振，下痢，疲労感，貧血，精神障害，さらに，感染症への抵抗力の低下など種々の障害が出現する。一方，タンパク質の過剰摂取は，腎臓への負担を重くして腎臓の老化を早めたり，腎臓病を悪化させたり，高尿酸血症の誘因となり，体内からのカルシウムの排泄を促進し利用効率を悪くする場合もある。

③ タンパク質の食事摂取基準

　ところで，われわれが，どのようなタンパク質食品をどのくらい摂取すればよいのかは，重要な課題である。日本人が健康を維持，増進させるために，国（厚生労働省）がエネルギー摂取量や栄養素摂取量を定めたものに**食事摂取基準**があり，この数値をもとに摂取量を換算している。

　タンパク質の摂取基準（付表参照）を定めるには，最初に肉類，牛乳・乳製品，卵類などの良質なタンパク質食品を用いた窒素出納実験により最低必要量を算出する必要があり，この値を**推定平均必要量**とする。タンパク質は窒素を含んでいることが特徴なので，窒素の摂取量と排泄量のバランスが保たれる量を最低必要量としたのである。この値に，日常的に摂取するタンパク質の利用効率と個人変動を考慮して算定されたのが，タンパク質の**推奨量**である。男女や年齢などにより違いはあるが，健康な成人の場合，推奨量は，体重1kgあたり約1gとなり，自分の体重のkgをgに変えた量を摂取すれば，タンパク質の不足状態になる危険性はほぼなくなる。

表8　体タンパク質の種類

分類		例
機能性タンパク質	酵素タンパク質	アミラーゼ，ペプシン，トリプシン
	輸送タンパク質	ヘモグロビン，リポタンパク質，トランスフェリン
	収縮・運動タンパク質	アクチン，ミオチン
	調整タンパク質	インスリン，成長ホルモン
	防御タンパク質	免疫グロブリン，インターフェロン
貯蔵タンパク質		アルブミン，カゼイン，フェリチン
構造タンパク質		コラーゲン，エラスチン，ケラチン

　タンパク質を適正に摂取する場合，1日に摂取する量と同時に，タンパク質を構成するアミノ酸には，体内で合成されない必須アミノ酸と，合成される非必須アミノ酸が存在し，その割合が食品により異なることから質的評価法も必要になる。タンパク質の質的評価法には，**生物学的方法**と**化学的方法**がある。

④ 生物学的方法

Ⓐ 窒素平衡（N−バランス）

　窒素平衡とは，窒素の摂取量と排泄量のバランスを見て，食品や食事の評価をする方法である。窒素摂取量は，食事調査から算出されたタンパク質摂取量から換算する。窒素摂取量は，タンパク質摂取量を，窒素換算係数6.25で除すれば算出することができる。排泄量は，尿と便の排泄量を分析して算定する。このN−バランスがマイナスになる食物は，タンパク質の排泄量が摂取量より多くなるので質は悪く，逆にプラスになれば良質のタンパク質源と評価する。

窒素摂取量＝
タンパク質摂取量÷6.25

Ⓑ 生物価

　良質なタンパク質は，吸収後に多く体内に保留されることから，保留した窒素量を吸収された窒素量で除した値を**生物価**として，タンパク質の評価に用いる。

生物価＝$\dfrac{\text{保留した窒素量}}{\text{吸収した窒素量}}$

Ⓒ 正味タンパク質利用率

　タンパク質の生物価は，吸収された量に対して体内に保留された割合

正味タンパク質利用率
＝真の消化率×生物価

を示すもので，吸収されるタンパク質のなかには，食事からの吸収以外の消化管から脱落したタンパク質なども含まれる。そこで，実際に摂取したタンパク質に対して，体内に保留される割合を示したものが**正味タンパク質利用率**である。正味タンパク質利用率は，真の消化率と生物価の積で算出する。

5 化学的方法

　タンパク質の質的評価は，本来ヒトや動物を使った生物試験で求められることが望ましいが，多くの食品に対して，それぞれ生物試験を行うことは不可能である。そこで，食品に含まれる必須アミノ酸の割合から評価する方法として考えられたのが**化学的方法**である。化学的方法は，理想的な必須アミノ酸組成を設定して，それと食品に含まれる各アミノ酸を比較し，割合の最も少ない必須アミノ酸の割合を用いてタンパク質の評価を行う（図4）。食品中の必須アミノ酸の含有比率を評価するための数値を**アミノ酸価**といい，アミノ酸価が高い食品を良質のタンパク質食品だということができる。

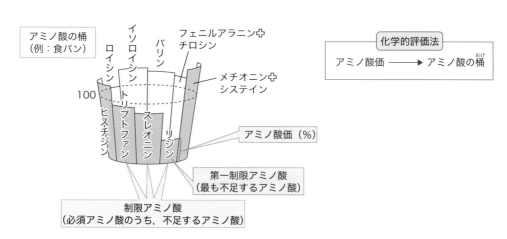

図4 タンパク質栄養価の化学的評価法
「Nブックス　改訂 基礎栄養学」（林 淳三／監），建帛社，2010より引用

❸ 脂質の働きと欠乏症，過剰症

⇒p30

1 働き

脂質の最大の働きは，**高エネルギー源**となることであるが，同じようにエネルギー源となるタンパク質や糖質にはないいくつかの特徴がある。

A エネルギー産生量が多い

第1は，エネルギー産生量が，糖質やタンパク質が1 gにつき**4 kcal**であるのに対して，脂質は**9 kcal**と多いことである。エネルギー産生量が多いということは同じエネルギー量の食事を摂る場合，摂取量が少量ですみ消化器への負担が軽くなる。戦前・戦後，日本人の食事は低脂肪・高炭水化物食であったために，大量の食事を摂ることが必要になり，消化器への負担が大きく消化障害，胃拡張，胃炎，胃下垂（いかすい）などの胃腸障害が多くみられた。

B ビタミンB₁を節約する

第2に，脂質は**ビタミンB₁の節約作用**がある。糖質は，酸化されてクエン酸回路に入り，エネルギー源となる過程で補酵素としてビタミンB₁を必要とするが，脂質はエネルギーの産生過程でビタミンB₁が必要ない。エネルギー産生の過程については第3章で詳しく解説する。

C 生理作用

第3は，脂質には単にエネルギー源になるだけではなく，いくつかの生理作用がある。例えば，リン脂質やコレステロールは，**細胞膜の主要成分**であり，コレステロールは**ステロイドホルモンの前駆物質**となる。また，動物食品に多い飽和脂肪酸は**血中コレステロールを上昇**させ，植物油に多い不飽和脂肪酸は血中コレステロールを**低下**させる作用がある。また，魚油に多く含まれるエイコサペンタエン酸（EPA）やドコサヘキサエン酸（DHA）はn–3系脂肪酸とよばれ，血中コレステロールや中性脂肪を低下させるだけでなく，**血小板凝集能抑制効果**により血栓の予防に役立ち，炎症を抑制することから各種炎症性の疾患の予防に有効である。

D 脂溶性ビタミンの吸収を助ける

第4は，脂質にはビタミンA，ビタミンD，ビタミンE，ビタミンKなどの**脂溶性ビタミンの吸収を助長する**働きがある。

2 欠乏症

食品が豊富な環境において普通に食事をしている場合，脂質欠乏症は起こり難いが，極端な油ぬきダイエットを実施した場合や消化器疾患で低脂肪食を長期に実施した場合に起こることがある。また，一般に貧困層には脂溶性ビタミン欠乏症がみられ，その原因にこれらのビタミンの摂取量が少ないと同時に脂質の摂取量が著しく少ないことがある。

3 過剰症

日本人は，戦前・戦後に食糧事情の悪化により，エネルギー，脂質，タンパク質，ビタミン，ミネラルの不足状態に陥ったが，戦後の食事の欧米化によって栄養状態を改善してきた。特に，脂質と動物性タンパク質の含有量が多い，牛乳・乳製品，肉類，卵類，油脂類の摂取量が増えたことは，日本人の体格や健康状態の改善に大きく貢献した。しかし，過度な食事の欧米化は，エネルギーや脂質の摂取量が過剰となり，肥満，脂質異常症，糖尿病，脂肪肝などの非感染性疾患の誘因となった。

 糖質の働きと欠乏症，過剰症

⇒p32

1 働き

消化酵素を有する糖質の主たる働きは，**エネルギー源**となることである。糖質のエネルギー産生量は，種類や含有される食品の違いにより多少異なるが，アトウォーターのエネルギー換算係数**4 kcal/g**が用いられる。つまり，砂糖1gを摂取すると体内で4 kcalのエネルギーを産生することになる。たった1gの砂糖から4Lの水の温度を約1℃上昇させるエネルギーが産生されることから，人間がいかに効率のよいエネルギー産生をしているかわかる。

日本人1人1日あたりの炭水化物摂取量は，戦後，減少し続けてはいるが，エネルギー比で**50～60%**となっており炭水化物は日本人にとって最大のエネルギー源であるといえる。糖質は血糖の維持とグリコーゲンの生成に役立つ。体内のグルコースは，各臓器の重要なエネルギー源

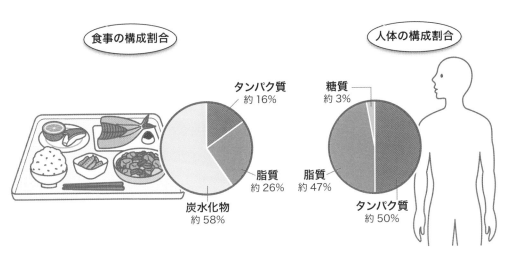

図5　食事と人体のエネルギー産生栄養素の構成割合のちがい

であり，特に脳，神経系，赤血球や腎臓の一部は，通常状態では，グルコースを主たるエネルギー源とする。炭水化物は，栄養素のなかの最大の摂取量であるが，**体内に貯蔵される糖質の量は約 300 g にすぎない**。食事と人体での構成の割合は異なるということである（図5）。つまり，大量の体脂肪として貯蔵される脂質と異なり，糖質の体内貯蔵量だけでは，血糖濃度をある一定のレベルに維持できないので，炭水化物は補給し続けなければならないことになる。炭水化物の摂取量が減少して糖質が不足すると，グルコースの供給不足を補うために，**糖新生**が活発になる。糖新生とはタンパク質の分解を亢進してアミノ酸からグルコースへの合成が促進される代謝をいう。糖新生が活発になると摂取タンパク質の利用効率が低下し，筋肉タンパク質の分解も亢進することになる。

2 欠乏症，過剰症

　日本人は，本来，エネルギー源として炭水化物への依存が大きいために，炭水化物食品の摂取量が減少すると，総摂取エネルギーが不足する。総摂取量を維持しようとすると相対的に**高脂肪食**となり，脂肪の過剰摂取の弊害が出現しやすくなる。炭水化物の摂取目安として，エネルギー比で**50～65％**とし，1日の最低摂取を**150 g**程度にし，減量のために低エネルギー食とする場合でも，この値以下にはしないことが重要であ

る。一方，炭水化物，特に糖質の過剰摂取は，総摂取エネルギーが増大し，エネルギー過剰状態を起こし**肥満**の原因となる。血糖値や中性脂肪が上昇して非感染性疾患の誘因となる。また，スクロースの過剰摂取が**虫歯**の生成を助長する。

　糖質の甘味が食事による嗜好を満足させる働きもある。個人差はあるが基本的には人間は，味覚のなかで甘味に対する欲求が強い。糖質の種類によって，甘味度は異なり，スクロースを100とした場合，フルクトースはさらに強く，グルコースやガラクトースはそれより低くなる。

❺ 食物繊維の働きと欠乏症，過剰症

⇒p33

❶ 働き，欠乏症

　従来，繊維質とは消化酵素で消化されないために体内に入ることがないことから，ノンカロリーの非栄養素成分だと考えられていた。しかし，食物繊維には種々の生理作用があることや，腸内細菌に利用されて種々の有効成分が産生されることがわかり，現在では栄養素の一種と考えられている。食物繊維の一般的特徴は，**抱水性**（ほうすい），**膨潤性**（ぼうじゅん），**粘性**，さらに**吸着性**である。抱水性や膨潤性は，食物繊維が水分を吸収して（抱き込んで）膨張する性質であり，食べものの胃内停滞時間を長くし，消化管内移動速度を低下させる作用がある。粘性は物質が拡散するのを抑制する性質であり，この性質も胃内停滞時間や消化管内移動速度に関与している。吸着性は，食物繊維とミネラル，胆汁酸，発がん物質などとの吸着を助長する。

　食物繊維は，その特徴により次のような機能をもつ。

（1）食物繊維は低エネルギーなので，摂取量が少なくなると，高エネルギー食になる

（2）食物繊維は脂肪や糖質の吸収を遅延させるために，食後の血糖や中性脂肪の上昇を抑制する働きをもつ

（3）食物繊維は便容量を増大させるため，便の固さが正常化し便通を改善する

(4) 便通の改善により，腹圧の上昇を抑制して静脈異常や横隔膜ヘルニアを予防する

(5) 食物繊維は腸内細菌を変化させて，大腸がんを予防する

(6) 胆汁酸の再吸収を抑制して便への排泄を増大させることから，高コレステロール血症や胆石症を予防する

(7) 食物繊維の一部が腸内細菌により発酵され，短鎖脂肪酸★が生成し，エネルギー源として利用される

★短鎖脂肪酸：炭素数2〜4個の脂肪酸

❷ 摂取量の推移，過剰症

食物繊維の目標摂取量は，成人で1日に**18〜21 g**以上である（付表8参照）。日本人の平均摂取量は，1947年には22.4 gであったが，2016年には14.4 gまで減少している。

なお，食物繊維の過剰摂取により，**栄養素の吸収阻害**が起こることがある。特に，摂取量が不足傾向にある**カルシウム**や**鉄**の吸収障害は問題になるので，何らかの原因で栄養素の消化・吸収能力が低下している場合や骨粗鬆症，貧血が心配な場合は，食物繊維の過剰摂取には注意が必要である。

⑥ ビタミンの働きと欠乏症，過剰症

ビタミンの働きは多様であるが，一般に水溶性ビタミンの多くは各種代謝の**補酵素**としての役割をもち，脂溶性ビタミンはそれぞれが独自の生理作用をもつ。それぞれのビタミンの主たる働きと欠乏症や欠乏状態，さらに過剰症や過剰状態を整理すると後述のようになる（表9）。

⇒p33

❶ 水溶性ビタミン

Ⓐ ビタミンB₁（チアミン）

ビタミンB₁は，**エネルギー産生栄養素の代謝の補酵素**として働く。ビタミンB₁が欠乏すると多発性神経炎，食欲不振，神経障害を起こし，重症な場合は脚気になる。歴史的に，日本人は脚気に悩まされたが，その

表9 ビタミンの欠乏症や過剰症

種類	欠乏症や欠乏状態	過剰症や過剰状態
水溶性ビタミン		
ビタミンB₁	脚気，多発性神経炎，ウェルニッケ脳炎，食欲不振，神経障害	—
ビタミンB₂	成長障害，舌炎，口唇炎，口角炎，皮膚炎，角膜炎	—
ビタミンB₆	成長障害，舌炎，皮膚炎，神経炎，てんかん様発作，発疹，貧血	知覚神経障害
ビタミンB₁₂	悪性貧血	—
ナイアシン	ペラグラ	消化器および肝臓障害
パントテン酸	成長障害，体重減少，悪心，めまい，けいれん	—
ビオチン	剥離性皮膚炎	—
葉酸	巨赤芽球性貧血	—
ビタミンC	壊血病，出血，色素沈着	—
脂溶性ビタミン		
ビタミンA	夜盲症，結膜乾燥症，皮膚乾燥症	頭痛，悪心，刺激性亢進，骨の痛み
ビタミンD	くる病，骨軟化症	高カルシウム血症，腎不全
ビタミンE	不妊（動物実験），赤血球の溶血	—
ビタミンK	血液凝固時間の延長，出血	—

原因は，脂質の摂取量が少なくビタミンB₁含有量が少ない白米を大食したことで体内のビタミンB₁が枯渇し，エネルギーの生成が困難であったことだと考えられている。脚気には浮腫型，神経型，心臓型があり，浮腫型は浮腫が足からはじまり全身に広がり，神経型は手，足，口にしびれが起こり，最終的には歩行困難となる。心臓型は動悸，息切れ，胸痛，心臓の衰弱が起こって最終的には死に至る。穀類そのものにはビタミンB₁は多く含まれるが，胚芽や外皮に多いために，精米すると含有量が減少し，ビタミンB₁の摂取量は著しく少なくなる。現在，日本人の多くは肉類，豆類，卵類，牛乳・乳製品の摂取量が多くなり，ビタミンB₁を多く摂取することができるようになった。しかし，著しく偏食がある場合や食事療法により長期に食品選択が偏った場合にビタミンB₁不足のリスクが高くなる。

B ビタミンB₂（リボフラビン）

ビタミンB₂は，**エネルギー産生栄養素の代謝の補酵素**になる。小児，妊産婦，授乳婦は，ビタミンB₂が不足する傾向があるので注意が必要で

ある。ビタミンB_2が欠乏すると口唇炎，口角炎，舌炎＊，皮膚炎，角膜炎，さらに成長障害などが起こる。ビタミンB_2は食品に広く含有されるが，肉類（特にレバー），豆類，牛乳・乳製品，卵類，緑黄色野菜などに多い。

C　ビタミンB_6（ピリドキシン）

ビタミンB_6は，**アミノ酸代謝の補酵素**になる。ビタミンB_6が欠乏すると成長障害，舌炎，皮膚炎，神経炎，てんかん様発作，発疹，貧血などが起こる。通常の食事で過剰症になることはあまりないが，サプリメントでの長期間にわたる大量摂取は知覚神経障害を引き起こす。ビタミンB_6は，多くの食品に含まれるが，特に卵類，大豆，肉類に多い。

D　ビタミンB_{12}（コバラミン）

ビタミンB_{12}は，**タンパク質や核酸の合成や造血作用**に関与する。ビタミンB_{12}が欠乏すると悪性貧血＊になる。ビタミンB_{12}は，肉類（特にレバー），卵類，牛乳・乳製品や海藻類に多く含まれる。

E　ナイアシン（ニコチン酸）

ナイアシンは，**酸化還元反応**に関与する。ナイアシンが欠乏すると，ペラグラ（皮膚炎，下痢，神経障害）が起こり，皮膚粘膜の炎症，下痢，精神障害が出現する。通常の食事で過剰症になることはあまりないが，サプリメントでの大量摂取は消化器や肝臓の障害を引き起こす。ナイアシンは，肉類（特にレバー），落花生，豆類に多く含まれる。

F　パントテン酸

パントテン酸は，糖質，脂質，タンパク質の代謝に関与する**アセチルCoA**の成分である。パントテン酸が欠乏すると成長障害，体重減少，悪心（吐き気），めまい，けいれんなどが起こる。パントテン酸は，卵類，落花生，牛乳・乳製品，肉類（特にレバー）などに多く含まれる。

G　ビオチン

ビオチンは，糖質代謝，脂肪酸合成，アミノ酸代謝に関与する**カルボキシ基転移酵素の補酵素**として働く。ビオチン欠乏症には皮膚炎，結膜炎，脱毛，舌炎，筋肉痛，食欲不振などがみられる。ビオチンは，さまざまな食品に含有するが，肉類（特にレバー），豆類，卵類などに含まれる。

★口唇炎，口角炎，舌炎，歯肉炎などの口の中の炎症を口内炎とよぶ

★悪性貧血：巨赤芽球性貧血（後述）の一種。ビタミンB_{12}欠乏によりDNAの合成障害が起こり，正常な赤芽球の産生が不可能になり，巨赤芽球となることによる貧血である。ビタミンB_{12}は，吸収の際，胃壁から分泌される内因子が必要であり，悪性貧血では，何らかの原因で内因子が消滅してビタミンB_{12}が吸収されなくなる。当時，治療法がなかったことから悪性とよばれるようになった

★巨赤芽球性貧血：
ビタミンB₁₂か葉酸
の欠乏により，DNA
の合成が阻害され，
赤芽球が正常に産
生されず，異常に巨
大化する貧血であ
る。症状として舌炎，
深部知覚低下など
がみられる

Ｈ 葉酸（プテロイルグルタミン酸）

葉酸は，**タンパク質の合成**に必要であり，**造血作用**に関与している。葉酸が欠乏すると巨赤芽球性貧血★を起こす。葉酸は，緑黄色野菜，肉類（特にレバー），魚介類に含まれる。

Ｉ ビタミンＣ（アスコルビン酸）

ビタミンＣは，細胞内の**酸化還元状態の保持**に関与している。ビタミンＣが体内で合成できないのは人間とサルとモルモットであり，これらは，野菜類，果物類からビタミンＣを摂取する必要がある。食品中のビタミンＣには酸化型と還元型があり，両者ともにビタミンＣとしての役割を果たすが，還元型の方が効力は高い。ビタミンＣは，アミノ酸代謝やタンパク質代謝の補酵素となり毛細血管，歯，骨，結合組織の作用に関与している。ビタミンＣが欠乏すると歯肉，皮膚から出血しやすくなる。そのために歯が抜けやすくなる，貧血を起こす，疲れやすくなる，精神的障害を起こすなどといったことが起こる。ビタミンＣは，野菜類，果物類，じゃがいもに多く含まれる。ビタミンＣは，加熱と酸化に弱く調理により破壊されやすいので，ビタミンＣを摂取するには生で食べることがすすめられる。

② 脂溶性ビタミン

脂溶性ビタミンは，脂質に溶けやすく水に溶けにくい性質をもつため，過剰に摂取すると肝臓や脂肪組織に蓄積し，過剰症を引き起こすため注意が必要である。

Ａ ビタミンＡ（レチノール）

ビタミンＡとは，体内で**レチノール**として作用する化合物を総称していう。ビタミンＡは，**目の機能**との関係が深く，角膜に存在するロドプシンはビタミンＡから生成されて暗いところでものを見る作用を有する。したがって，ビタミンＡが欠乏すると明暗順応が低下して夜盲症になる。また，ビタミンＡの欠乏により目の角膜が乾燥する角膜乾燥症や皮膚が乾燥して湿疹ができる皮膚乾燥症になりやすい。粘膜の抵抗性が低下すると，各種の感染症にかかりやすくなる。ビタミンＡが欠乏すると腎臓，消化器，骨や歯の機能も低下する。

　レチノールは動物食品のみに含まれるが，植物の黄赤色の色素であるカロテノイドは，動物の体内でビタミンＡに変換されて効力を発するのでプロビタミンＡ（ビタミンＡの前駆物質）といわれ，α-カロテン，β-カロテン，γ-カロテンがある。これらのなかで，β-カロテンが最もビタミンＡとしての作用を有するが，その作用はビタミンＡの１／12の効力である。一方，ビタミンＡを大量に摂取すると肝臓や脂肪組織に蓄積し，頭痛，悪心，刺激性亢進，骨の痛みなどを起こすことがある。ビタミンＡは，牛乳・乳製品，卵類，肉類（特にレバー），緑黄色野菜・果物類に多く含まれる。

Ｂ ビタミンＤ（カルシフェロール）

　ビタミンＤは，**カルシウムやリンの腸からの吸収**，腎尿細管での**再吸収を促進**し，さらに**骨形成の促進**に関与する。細胞膜の安定化に作用し，歯や骨の形成をよくする作用がある。植物性食品のプロビタミンＤをエルゴステロール，動物性食品のプロビタミンＤを7-デヒドロコレステロールといい，これらは日光の紫外線の作用によりビタミンＤとして働く。ビタミンＤの欠乏が成長期の子どもに起こるとくる病*を発症し，成人に起こると骨軟化症になる。過剰症としては，高カルシウム血症，腎不全を生じる。

★くる病：骨の石灰化障害の小児期の病態をくる病とよぶ

Ｃ ビタミンＥ（トコフェロール）

　ビタミンＥは，酸化を抑制する**抗酸化作用**を有し，ビタミンＡや多価不飽和脂肪酸などの酸化を抑え，ビタミンＥ自体は酸化されてその効力を失う。ビタミンＥは，生殖の正常化を行い，欠乏すると不妊，生殖不能になる。ビタミンＥは細胞膜の安定化に作用するために，欠乏すると赤血球の溶血も起こる。植物油，穀類，豆類などに多く含まれ，α-トコフェロールが最も多い。

Ｄ ビタミンＫ（フィロキノン）

　ビタミンＫは，**カルシウム代謝**に関与し，**血液凝固や骨の維持**の働きをする。ビタミンＫが欠乏すると血液凝固に時間がかかったり，出血が起こる。

❸ ビタミンの食事摂取基準

ビタミンの摂取基準は，欠乏と過剰の回避，さらに生活習慣病の発症予防および増悪化防止のために定められた「日本人の食事摂取基準（2020年版）」を参考にする（付表参照）。

❼ ミネラルの働きと欠乏症，過剰症

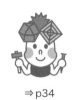

⇒p34

ミネラルは，それぞれに種々の働きがあるが，主として4つの内容に整理できる（表10）。つまり，ミネラルは，**硬組織の形成**，**タンパク質や脂質の成分**，**生体機能の調整**，さらに酵素の**補助因子やホルモンの成分**となる。個々のミネラル別に，その特徴を整理すると次のようになる（表11）。

❶ 多量ミネラル

Ａ カルシウム

カルシウムは，人体で最も多い無機元素であり，多くが骨と歯に含まれている。体液中のカルシウムは，微量であるが**酸・塩基平衡**，**筋肉の収縮**，**血液凝固**，**浸透圧の維持**，**神経の伝達**など重要な役割をしている。血中のカルシウム濃度が低下すると，手足にけいれんが起きテタニー*状態となる。慢性的に欠乏すると下痢を起こし，ビタミンD欠乏を伴って，成長障害，くる病，さらに骨粗鬆症を起こす。カルシウム欠乏症は，副甲状腺ホルモンの欠乏によって起こることもある。カルシウムは，牛乳・乳製品，小魚，緑黄色野菜，海藻類と食品に広く分布しているが，しばしば不溶性の形で存在しているので，吸収されにくいことがある。一般に，乳汁や骨のカルシウムは吸収がよく，タンパク質食品やビタミンDと一緒に摂ると吸収はよくなる。逆に，カルシウムに対してリンの割合が高すぎると吸収は悪くなる。過剰症とては，泌尿器系結石，ミルクアルカリ症候群を生じる。

Ｂ リン

リンは，カルシウムに次いで人体に多く含まれ，約80％は骨や歯に含まれている。リンは，リン酸塩として組織や細胞に存在し，**浸透圧の維**

★テタニー：手足に起きるしびれ

表10　ミネラルの主な働き

働き	関与するミネラル
1）骨や歯など硬組織を形成する	カルシウム，リン，マグネシウムなど
2）タンパク質や脂質の成分となる	リン，鉄など
3）浸透圧の調整，酸・塩基平衡，筋肉・神経などの刺激に関与して生体機能の調節を行う	カルシウム，リン，カリウム，ナトリウム，塩素など
4）酵素の補助因子やホルモンの成分となる	マグネシウム，銅，亜鉛，マンガンなど

表11　ミネラルの欠乏症や過剰症

種類		欠乏症や欠乏状態	過剰症や過剰状態
多量ミネラル			
カルシウム	（Ca）	骨や歯の形成障害，成長障害，骨粗鬆症，くる病	結石，ミルクアルカリ症候群
リン	（P）	骨や歯の形成障害	骨軟化症
カリウム	（K）	疲労感，脱力感，高血圧症	高カリウム血症
ナトリウム	（Na）	食欲低下，悪心，嘔吐，意識障害，けいれん	高血圧症
マグネシウム	（Mg）	骨や歯の形成障害，虚血性心疾患	下痢
硫黄	（S）	成長障害	―
塩素	（Cl）	疲労感	下痢，嘔吐
微量ミネラル			
鉄	（Fe）	貧血	ヘモクロマトーシス
亜鉛	（Zn）	成長障害，味覚喪失，腸性肢端皮膚炎症，下痢，血糖上昇	―
銅	（Cu）	メンケス病，貧血	ウイルソン病
マンガン	（Mn）	骨の形成障害	―
セレン	（Se）	克山病	爪の変形，悪心，頭痛
クロム	（Cr）	耐糖能障害	―
モリブデン	（Mo）	成長障害	―
ヨウ素	（I）	甲状腺腫	甲状腺機能亢進，甲状腺腫

持，酸・塩基平衡の維持にも関与している。また，DNAやRNAなどの核酸，細胞膜の構成成分であるリン脂質，ATPの構成元素である。リンは，穀類，豆類，牛乳・乳製品，卵類，肉類など広く分布し，普通の食事をしていれば欠乏することはほとんどない。欠乏すると骨や歯の形成障

害が起こる。一方，過剰症としては骨軟化症を生じる。

C カリウム

カリウムは，細胞内液や赤血球に多く存在し，**浸透圧の維持，酸・塩基平衡の維持，筋肉運動，神経伝達機能**などに関与している。カリウムは，食品に広く分布するために，通常の食事をしている限り急性期の欠乏症を起こすことは稀である。しかし，下痢，嘔吐をくり返す場合や利尿剤を使用したときにカリウム欠乏症が起こり，行動異常や神経・伝達障害が出現する。また，野菜類，果物類などの慢性的不足状態でカリウム欠乏状態になる場合は，疲労感，脱力感，さらに血圧の上昇がみられる。過剰症としては，高カリウム血症（不整脈，嘔吐など）を引き起こす。

D ナトリウム

ナトリウムは，細胞外液に主として存在し，**水分代謝や酸・塩基平衡**に関与している。また，ナトリウムは糖質やアミノ酸が吸収される際の能動輸送系にも関与し，細胞内のカリウムとの濃度を適度に維持している。激しい下痢や発汗のときにナトリウム欠乏症を起こすことがあり，食欲低下，悪心，嘔吐，意識障害，けいれんなどを起こす。日本人は，一般に塩分が多いものを好んで食べる食習慣があるためにナトリウムが欠乏することは稀であり，むしろ減塩によりナトリウムの摂取量を減らすことが必要である。高血圧症，脳卒中，心筋梗塞，さらに胃がんに対する減塩の予防効果が多くの研究で明らかにされている。ナトリウムは，食塩，醤油，味噌，魚介類や肉類の塩蔵類，漬物などに多く含まれている。

E マグネシウム

マグネシウムは，骨に多く存在して，**神経機能，筋肉の収縮や緩和，エネルギー代謝**，さらに**ホルモンの分泌**などに関与している。マグネシウムが欠乏すると，カルシウム代謝が障害を受け，骨の形成にも障害が起きやすくなる。また，循環器の機能に障害が起こり虚血性心疾患が起こりやすくなる。一方，過剰に摂取すると下痢を引き起こす。マグネシウムは，穀類と野菜類に多く含まれている。

F 塩素

塩素は，ナトリウムとともに細胞外液に存在し，**浸透圧や酸・塩基平衡**に関与している。また，塩素は**胃液の成分**となり，ペプシンの活性化をす

る働きがある。塩素は，塩化ナトリウム，つまり，食塩の形で食品中に存在する。塩素が欠乏すると疲労感を引き起こす。一方，過剰に摂取すると下痢を引き起こす。

☑ 微量ミネラル

Ⓐ 鉄

鉄は，血液の**ヘモグロビンの成分**として**酸素の運搬**に関与し，**エネルギー産生**や**酸化還元酵素の成分**にもなる。鉄の摂取量が不足するとヘモグロビンの生成障害が起こり鉄欠乏性貧血の原因になる。貧血が起こるとめまい，耳鳴り，顔面蒼白，動悸が起こりやすくなる。一方，過剰に摂取するとヘモクロマトーシス*を引き起こす。鉄は，肉類（特にレバー），魚介類，緑黄色野菜，卵類などに多く含まれ，動物性食品に含まれる鉄の方が植物性のものに比べて吸収がよい。また，動物性タンパク質やビタミンCと一緒に摂取した方が鉄の吸収はよくなる。

★ヘモクロマトーシス：体内の鉄の蓄積が過剰になり，肝臓や心臓，甲状腺で臓器障害を引き起こす

Ⓑ 亜鉛

亜鉛は，**細胞の増殖・成長**に関与し，各種酵素や**インスリンの成分**でもある。亜鉛が欠乏すると成長障害，味覚喪失，下痢，血糖上昇を起こしやすくなる。亜鉛は，牡蠣に多く含まれる。

Ⓒ 銅

銅は，筋肉や骨，肝臓に存在し，**エネルギー生成**や**鉄代謝**，**神経伝達機能**に関与している。また**酸化酵素の構成成分**である。先天的な銅欠乏症としては，メンケス病があげられる。メンケス病とは，腸管での銅輸送に障害があり，摂取した銅が腸粘膜に蓄積し，体内に輸送されない遺伝性疾患のことである。銅を吸収することができないため，知能低下，発育遅延，中枢神経障害などを引き起こす。後天的な銅欠乏症としては，貧血，脊髄神経系の異常などがある。過剰症としては，胆汁への銅排泄障害によるウイルソン病があげられる。肝臓から胆汁へ銅を排出できないため，肝機能障害，神経障害などを生じる。銅は，米や小麦，レバーに多く含まれている。

D ヨウ素

ヨウ素は，甲状腺から分泌される**チロキシンというホルモンの成分**である。ヨウ素は海藻類に多く含まれているので，海藻を常食する日本人に欠乏状態はみられないが，海藻を摂取しない多くの国々では，欠乏症として甲状腺腫がみられる。

E マンガン

マンガンは，骨や肝臓などに存在し，**骨の形成，代謝**に関与している。また，マンガンは，**アルギナーゼやピルビン酸脱炭素酵素，マンガンスーパーオキシドジスムターゼの構成成分**である。通常の食事をしていれば，マンガン欠乏症・過剰症が起こる可能性は低いが，欠乏症状としては骨の形成障害，成長障害などがある。マンガンは，米や小麦，緑茶に多く含まれている。

F セレン

セレンは，**グルタチオンペルオキシダーゼの構成成分**であり，体内の**酸化防御**に関与している。セレンも通常の食事をしていれば，欠乏症・過剰症が起こる可能性は低いが，欠乏症としては心筋障害を起こす克山病があげられる。また，セレン過剰症は，爪の変形，下痢，悪心，頭痛などがある。セレンは肉や野菜などの食材に含まれており，特に魚介類に多く含まれている。

G クロム

クロムは，**糖代謝**と**脂質代謝**に関与しており，インスリンの作用を増強させる**クロモデュリンの構成成分**である。通常3価クロムと6価クロムがあり，食品に含まれるのは3価クロムである。クロムは，加齢とともに体内の含有量が減少するが，通常の食事で欠乏症・過剰症が起こることは稀である。欠乏症としては，血糖値が高くなったとき正常値まで下げる耐糖能の低下があげられる。クロムはレバーや穀類に多く含まれる。

H モリブデン

モリブデンは，骨や皮膚，肝臓に多く存在しており，**キサンチンオキシダーゼ，アルデヒドオキシダーゼなどの構成成分**である。モリブデンの欠乏症・過剰症は稀であるが，欠乏すると成長障害が生じる。モリブデンは穀類，豆類に多く含まれる。

❸ ミネラルの食事摂取基準

　ミネラルの摂取基準は，欠乏と過剰の回避，さらに生活習慣病の発症予防および増悪化防止のために定められた「日本人の食事摂取基準（2020年版）」を参考にする（付表参照）。

❽ 水の働きと摂取量

❶ 水の働き

　水は酸素と水素の化合物で，成人では体重の約60％を占める。このうちの40％は細胞内に，15％は細胞間に，そして残りの5％が血液中に存在する（図6）。細胞間液と血液を合わせて**細胞外液**という。水は一般には栄養素には含まれないが重要な物質であり，体内水分の10％を失うと機能障害が生じ，20％を失うと死を招く。水には次のような働きがある。

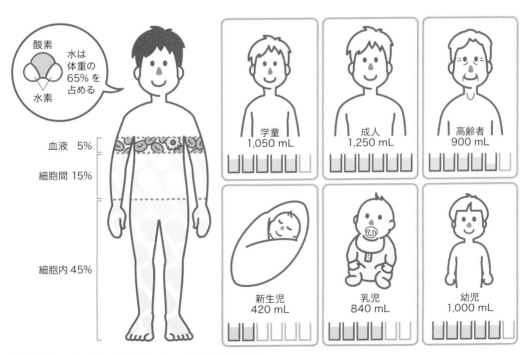

図6 成人の水区分と年齢ごとの水分摂取量の目安

表12

水分摂取目安量（日）

新生児	420 mL
乳児	840 mL
幼児	1,000 mL
学童	1,050 mL
成人	1,250 mL
高齢者	900 mL

（1）血液の主成分（約80％）として，種々の成分を組織に運び，逆に各組織からの不要物質を体外に排出する

（2）成分を溶解することにより，各種反応の媒体となる

（3）電解質を溶解し，そのバランスを維持する

（4）浸透圧の平衡を保ち細胞の形態を保つ

（5）発汗作用により体温調節をする

水分の摂取不足によって起こる脱水症状には，疲労，食欲不振，めまいやふらつき，頭痛や嘔吐が起こる。重度の症状になると意識障害やけいれん，昏睡や錯覚，幻覚などの精神症状を引き起こす。夏の水分不足には，**熱中症**を起こす場合もある。

2 水の適正な摂取量

摂取された水分は小腸，大腸より吸収され，体内で代謝され，腎臓から尿として，消化管から消化液として，肺から呼気として，さらに皮膚から汗や**不感蒸泄**★として排泄される。

★不感蒸泄：無自覚のままに皮膚から蒸発する水，呼気に含まれる水

水の摂取量は，基本的には1日の消費量と同量とする。成人男性の場合，水の1日の消費量は，尿から1,500 mL，不感蒸泄から900 mL，さらに便から100 mLの計2,500 mLとなる。水分摂取量には，食事から摂取できる水分量は約1,000 mL，体内で産生される水分量が約200 mLなので，成人の場合，1日に飲料水として意識的に摂取すべき水分量は，約1,000〜1,300 mLとなる。このように計算した年齢別の水分摂取目安量は表のようになる（図6，表12）。

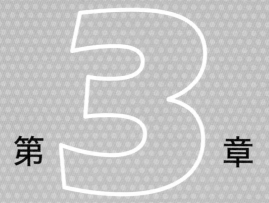

栄養素の生理

　食物の摂取における食欲中枢とその調節の役割や，食物の消化，栄養素の吸収，排泄の方法，さらに各栄養素の代謝について学んでみよう。そうすれば，栄養素がどのようにして体内に入り，体内でどのように変化し，生命を維持するうえで，どのような役割をなしているかを知ることができる

① 食物の摂取

　人のような霊長類は，草食動物や植物に比べて，生命活動に必要な成分を，自分で生産し，貯蔵する能力が劣っている。そのために，生体の構成成分やエネルギー源，さらに各種の代謝物質を体外から取り入れなければならない。人は，食事を摂取すべき時間になれば空腹感を覚え，外界から飲食物を適正に摂取するための食欲が湧き，味覚を発達させたことで，飲食をおいしく快適に感じる機能を備えている。

▮ 食欲中枢とその調整機能

　間脳の上半部を**視床**，下部を**視床下部**といい，そのさらに下に**下垂体**がある（図1）。視床下部に，食欲を生理的にコントロールする**食欲中枢**が存在する。食欲中枢は，食物の摂取を促す**摂食中枢**と，満腹感を発生して摂食を抑制する**満腹中枢**がある。人間は，食前に空腹感を，食後に満腹感を覚える。食前に食欲を感じて食事を続け，ある程度まで食べると満腹になり，適当なところで自然に食事を摂るのを終了することができる。このように食物の摂取量のバランスが維持できるのは，食

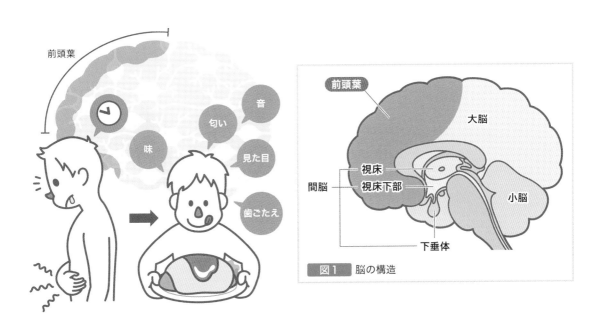

図1　脳の構造

欲中枢の働きが大きい。しかし，人の食欲全体を制御している最高司令塔は，この食欲中枢ではなく，さらに大脳の一番前にある部分である**前頭葉**に存在している（図1）。前頭葉では，人間の思考，情緒などにかかわる高次元な精神活動が営まれており，視覚，味覚，触覚，嗅覚，聴覚などの情報を伝える神経のネットワークが形成されている。精神的に安定していると，この精神ネットワークの影響を受けて食欲中枢が正常に働き，摂取量は適正に管理されるが，精神活動が不安定なときには，食欲中枢の調整機能が低下して，著しい食欲低下が起こり，逆にやけ食いや気晴らし食いが起こる。

2 空腹感

そもそも「空腹感」とはなんなのだろう。固形の食物に対する欲求の表れを**空腹感**という。空腹感は摂食中枢の興奮によって起こり，次の因子が関与する。

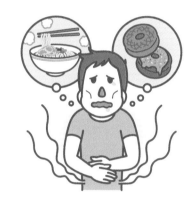

A 胃の収縮運動

胃内がからっぽの状態になると，約30秒間持続する周期的な**収縮運動**が起こる。これは，**飢餓収縮**といわれるもので，迷走神経を通して摂食中枢に伝えられ，これにより空腹感を覚える。断食して3日ぐらい経過すると，胃の内容物がないにもかかわらず空腹感はなくなる。栄養状態が低下して胃の運動が鈍くなるからである。また，空腹時に水を飲んだり精神的に緊張したりすると飢餓収縮が起こらなくなり，空腹感はなくなる。ビタミンB_1不足でも，胃の収縮運動が低下して，空腹感が起こりにくくなる。

食物を十分に摂ると，分泌された胃液によって胃が伸張して，この刺激が迷走神経を通して満腹中枢に伝えられて摂食中枢を抑制し，空腹感はなくなる。しかし胃を切除して，迷走神経が切断されていても満腹感を覚えることから，胃の伸張だけが食欲の基本的な要因ではないといえる。

B 血糖値と遊離脂肪酸

食後，血糖値が上昇すると，グルコースの刺激により満腹中枢が興奮して**満腹感**を覚える。満腹中枢から，十分なエネルギーが補給されたという情報が体内に伝えられ，摂取を停止するようになる。逆に，食後時

間が経過して，体内のエネルギーが消費されると血糖値が低下し，それを補うために体脂肪が分解されて**遊離脂肪酸**が放出される．血液中の遊離脂肪酸の刺激により摂食中枢が興奮すると空腹感を覚え，摂食を促すようになる．

C ホルモン

インスリンはグルコースの利用を促進するホルモンで，グルコースの濃度の変化から摂食中枢，満腹中枢の双方に，間接的かつ直接的に作用する．**エストロゲン**は女性ホルモンの一種で，女性の性周期と食事摂取量との関係に影響を与えていると考えられている．**レプチン**は脂肪細胞から血中に分泌されるペプチドホルモンで，視床下部へ作用することで摂食の抑制やエネルギー消費を促進する．**グレリン**は胃から分泌され迷走神経によって視床下部へ伝わり，摂食を促進するペプチドホルモンである．

D 温度

冷気に触れて寒さを感じると，その刺激が摂食中枢に伝わり，食欲が増進する．寒さに対する適応現象である．逆に，夏場や発熱によって体温が上昇すると食欲中枢は抑制されて，食欲は減退する．

❸ 食欲と空腹感

食欲と空腹感は関連しているが，同意義ではない．**食欲**とは，摂食への生理的欲求であるが，空腹感は空腹の感覚である．空腹感が存在しても，その食物に対する過去の経験や情緒，感情によって食欲が起こらないことがある．また，具体的に見たもの（視覚），嗅いだもの（嗅覚），聞いたもの（聴覚），さらに実際に食べたもの（味覚）によっても食欲が増大したり減退したりする．逆に，空腹感がなくても食後にデザートを食べるように，食べたいと思うものには食欲を感じて食べることができる．

例えば，人間は視覚的に美しいものを好むため，料理に自然の情緒を取り入れたり，色や形，さらに食器などを美しく整えたりすることが食欲を増大させるのに有効である．嗅覚には個人差があり，通常の感覚では嫌な匂いであっても，個人の嗜好により食欲を増すこともある．また，音楽，照明，天候，風，さらに共食者などの食環境にも食欲は影響を受

ける。

人間の食欲に影響を与える因子には次のようなものがある。

（1）空腹感や満腹感

（2）健康状態，精神状態

（3）性別，年齢

（4）食習慣や嗜好

（5）食物の物理的・化学的性状（味，見た目，香り，鮮度）

（6）食環境（天候，温度，湿度，雰囲気，照明）

4 味覚

味覚とは，食物の物理的・化学的性状に対する感覚であり，主として舌の味蕾中の味細胞（図2）で感受され，**甘味**，**酸味**，**塩味**，**苦味**，**うま味**の5種類が存在する。この他に辛味，渋味，あぶら味などがあるが，これらは，一種の痛覚や触感と考えられている。味覚は鈍くなりやすく，相互に作用して味覚を増大するものと打ち消すものがある。

A 甘味

甘味は，甘さに対する感覚である。自然界の代表的甘味はスクロース

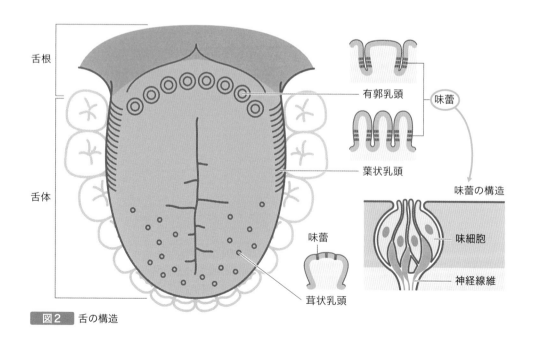

図2 舌の構造

であり，その他，アミノ酸や人工甘味料のアステルパーム，サッカリンなどがある。

B　酸味

酸味は，酸っぱさに対する感覚である。水素イオンを解離する物質に酸味がある。代表的な酸味に有機酸があり，その例として，クエン酸，酒石酸，乳酸，リンゴ酸などがある。

C　塩味

塩味は，中性塩に対する感覚である。**食塩**が代表的食品である。食塩はナトリウムと塩素の化合物であり，塩っぽさの成分は塩素であり，ナトリウムには血圧を上げる作用がある。

D　苦味

苦味は，苦さに対する感覚である。苦味の成分は，カルシウム塩やマグネシウム塩のような無機塩類である。ビール，チョコレート，コーヒーなど，嗜好品の味を際立たせる役割を果たしている。

E　うま味

うま味は，旨さに対する感覚である。昆布や醤油のグルタミン酸，かつお節のイノシン酸などが，うま味の成分である。

5　栄養感覚による摂取量の調整

栄養感覚とは，栄養素の摂取に関係する総合的な感覚をいう。人間の食欲は，単にお腹がすくから発生するのではなく，視覚，味覚，触覚，嗅覚，聴覚などの**局所性栄養感覚**と空腹感，満腹感，口渇感，さらに嗜好などの**全身性栄養感覚**が総合的に作用して発現している（図3）。食欲旺盛で過食状態にある場合や，逆に食欲不振で低栄養にある場合は，このような多様な要因を総合的に調整する必要がある。

例えば，心身に障害が起こると，一般に食欲不振になる。このことから，食欲の有無が健康状態や疾病状態のレベルの目安になっている。食欲不振の原因は，食べ過ぎ，酒類や刺激物の過剰摂取，運動不足，過労，不眠，栄養欠乏状態など生理的なものから，精神的な落ち込みや悩みごとなど心理的なものまでと多様である。また，傷病者や高齢者にみられるように，全身や臓器の機能低下や異常，食欲不振症，さらに薬物の副

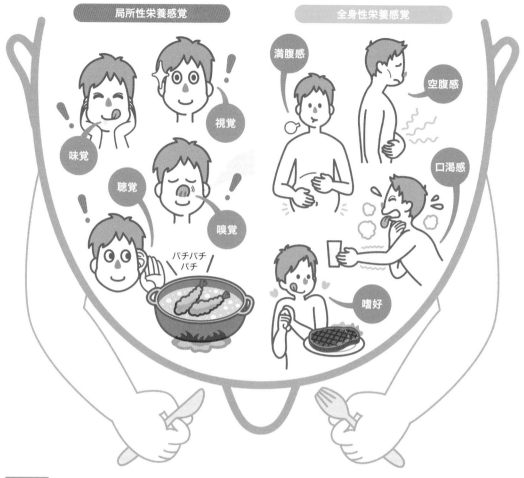

図3 食欲の調整

作用による食欲不振のこともある。食欲不振の原因を明らかにし，原因
を除去，軽減させることが最も重要である。

② 消化

1 消化とは

　消化とは，食物成分を吸収されやすい最小単位に分解する反応である。
消化の方法は，**機械的消化**あるいは**化学的消化**の２つに分類される。

A 機械的消化

咀嚼して，食品を細かく砕き，消化管の蠕動運動により内容物を混合，撹拌，転送することで，化学的消化を助ける働きをいう。

B 化学的消化

唾液，胃液，膵液などの消化液や小腸粘膜に存在する**分解酵素**による，栄養素の化学反応をいう。化学的消化には，**管腔内消化**と**膜消化**（後述）がある（後述図8参照）。

消化により食物が分解されることで，食物がもつ種特異性や抗原性が取り除かれる。つまり，人間が豚のもも肉を食べても人間のもも（大腿）の筋肉が豚と同じものにはならないのは，豚のタンパク質を豚特有のものではないアミノ酸やペプチドに分解して吸収し，体内で人間のタンパク質に合成するからである。

2 消化器官

消化器官には次の臓器がある。

A 口腔

口腔内での機械的消化は，消化の第1段階である。第1に歯を用いて食物を砕く**咀嚼**があり，ついで異物を選別し，食べられるものだけを飲み込む**嚥下**がある。また，化学的消化として，唾液腺から分泌されるアミラーゼによりでんぷんを分解している。味を感じ，その内容を，神経系を介して大脳に伝え，おいしさによる満足，あるいは，まずさによる不快を感じ，体内に栄養素を入れる最初の門の役割をする。

B 胃

口腔内で，咀嚼されて唾液と混ざり，食道を通過した食物は，胃で第2段階の消化を受ける。胃の入り口が**噴門**，出口が**幽門**であり（図4），これらの出入口に存在する括約筋が胃への飲食物の出入りを調節し，胃内の食物の停滞時間を決めている。胃からの排出時間は，タンパク質や脂肪の多い食物では長く，水分の多い食物や炭水化物を多く含む食物では短い。しかし，排泄時間が短いから消化がよい食物であるとは，必ずしもいえない。

胃の内側の粘膜にはしわがあり，大量の食物が来るとしわが伸びて表

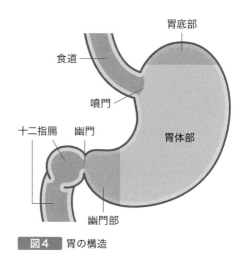

図4 胃の構造

面積が広くなる。胃内には胃液を分泌する胃腺があり，胃底部からはペプシノーゲンや塩酸を，幽門部からは粘液を主として分泌する。

胃の機能には次のものがある。

(1) 食物を一時的に蓄えて，少量ずつ腸に送り，腸における消化・吸収を助ける

(2) 食物の温度を体温に近づけて，腸での分解酵素の働きを安定させる

(3) ペプシノーゲンが活性化されてペプシンになり，タンパク質の消化を行う

(4) 口腔内で作用していた唾液アミラーゼの作用を塩酸により止める

(5) 塩酸により，食物の雑菌を殺菌する

(6) アルコールを吸収する

(7) 幽門から消化管ホルモン★を分泌する

★消化管ホルモン：消化液の分泌，消化管の運動を調整するホルモン。ガストリン，セクレチンなどがある

C 小腸

小腸は，**十二指腸，空腸，回腸**からなる（図5）。小腸の内側には多くのしわがあり，その上に小さな毛のような**絨毛**が生えている（図5）。しわと絨毛を広げたとき小腸の面積は，テニスコート1面程度ある。

小腸で行われる消化には，3つの段階がある。

①**膵液**：膵臓で合成されて十二指腸に排出される。膵液にはでんぷんを

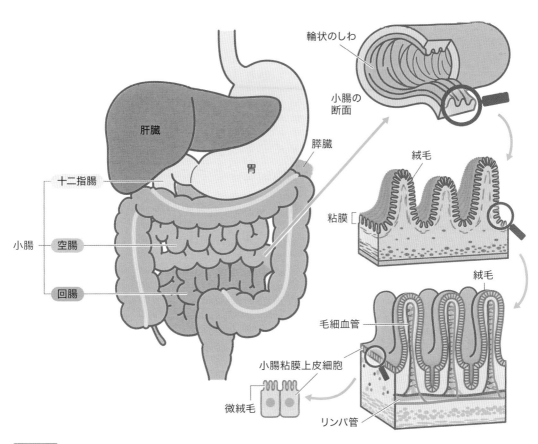

輪状のしわ

小腸の
断面

絨毛

粘膜

絨毛

毛細血管

小腸粘膜上皮細胞

微絨毛

リンパ管

肝臓

膵臓

胃

十二指腸

小腸
空腸
回腸

図5 小腸の構造

分解する**α-アミラーゼ**，脂肪を分解する**リパーゼ**，タンパク質を分解する**トリプシン**や**キモトリプシン**など多くの分解酵素が存在する。膵液は，消化管ホルモンが膵細胞を刺激することで分泌される。

②**胆汁**：肝臓で合成され，胆のうで濃縮されて十二指腸に排出される。胆汁には，胆汁酸，胆汁色素，コレステロールなどが含まれ，分解酵素は含まれない。**胆汁酸**は，脂肪を乳化してリパーゼの作用を受けやすくするとともに，脂肪酸や脂溶性ビタミンの吸収をよくする。さらに，胆汁酸は，脂肪酸やモノグリセリドと**ミセル**＊を形成し，これらは小腸壁から吸収され，門脈血に入り，肝臓を経て再び胆汁中に排泄される（図6）。このことを**腸肝循環**といい，胆汁酸のみならず，ビリルビン，コレステロール，ビタミンKなどが対象となる。

③**小腸粘膜**：最終分解酵素は，腸液には存在せず，小腸粘膜上皮細胞の

★ミセル：水と結びつきやすい親水基と水と結びつきにくい疎水基（親油基）をもつ分子が，親水基を外側に向け会合した集合体のこと。乳化（後述）によってできたものをいう

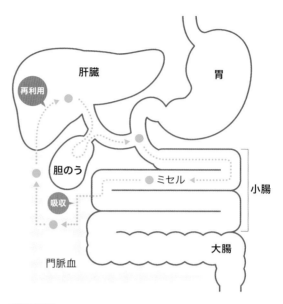

図6 腸肝循環

微絨毛に存在する。その分解酵素により消化が行われ，同時に吸収される。このことを**膜消化**という。

Ⅾ 大腸

大腸からは少量の粘液が分泌されるが，それには分解酵素は含まれていない。大腸では，水分が吸収され便が形成される。一方，大腸には大量の**腸内細菌**が存在し，セルロースなどの食物繊維のように未消化の成分を分解して，酢酸，プロピオン酸，酪酸などを産生し，これらが吸収されてエネルギー源として利用される。かつては，海藻，キノコ，こんにゃくなどの主成分は食物繊維で，消化・吸収されないのでノンカロリーと考えられてきたが，これらは，腸内細菌の作用による発酵エネルギー食品と考えられるようになっている。

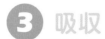 **吸収**

1 吸収とは

吸収とは，消化器官で分解された成分が，消化管壁から体内に入るこ

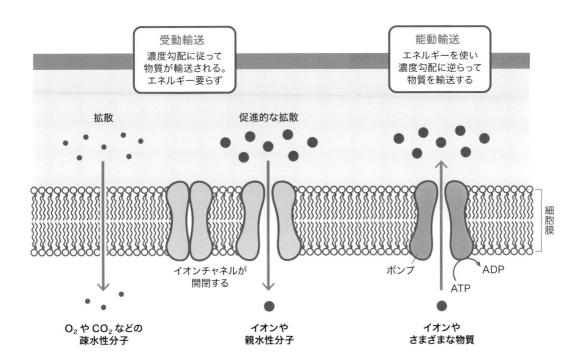

図7 細胞膜の透過性

とをいう。多くの栄養素は小腸粘膜から吸収される。しかし，アルコールは胃から吸収され，水分，ミネラル，さらに大腸で産生される有機酸などが大腸から吸収される。食後，約2時間すると小腸での吸収がはじまり，約9時間すると，栄養素の吸収は完了する。消化・吸収されなかった残渣は，大腸に18時間以上とどまり，水分などが吸収されて，徐々にかたまり，食後約24時間で便として排泄される。

② 吸収の機構

栄養素が吸収されるためには，消化管壁を通過する必要があり，それには**受動輸送**と**能動輸送**の2つの機構がある（図7）。

A 受動輸送

受動輸送とは，溶解成分の濃度が高いところから低いところへと膜を通過する機構をいう。これは浸透や拡散の現象によるもので，吸収にエネルギーを有しない。

B 能動輸送

　能動輸送とは，**濃度勾配**★に逆らって，積極的に膜を通過する機構を
いう。これはエネルギー（ATP）を用いた吸収であり，エネルギー反応
系と組み合わさって吸収されるために，吸収される成分と特異的に結合
する輸送体（ポンプ）が必要になる。例えば，グルコースやアミノ酸は
能動輸送である。一方，脂肪は，分解されて脂肪酸となり，胆汁酸で乳
化されて，拡散により腸管壁に入るが，ここで，ATPなどの高エネル
ギー化合物の助けを経て脂肪に再合成され腸管を出てリンパ管を経て吸
収される。つまり，受動輸送と能動輸送が組み合わさって吸収されるこ
とになる。

❸ 吸収の経路

　単糖類，アミノ酸，グリセロール，短鎖脂肪酸などは，小腸絨毛の血
管，腸間膜静脈，ついで門脈に集められて肝臓に取り込まれる。炭素数
の大きい長鎖脂肪酸★は，腸管内で再合成され，タンパク質と結合して
キロミクロン★となり，小腸リンパ管に入り，胸管に集められて鎖骨の
下付近で大静脈に入り，全身循環する。

❹ 消化吸収率

　消化吸収率とは，食物の成分が人体に吸収される割合を示す。食物中
の栄養素などの成分は，摂取したものがすべて消化・吸収されるわけで
はなく，栄養素や食物，あるいは一緒に摂取する栄養素などに影響され
てその割合は異なる。

　一般に消化吸収率は，

$$消化吸収率 = \frac{吸収された成分量}{摂取した食物中の成分量} \times 100$$

で算定でき，吸収量は，

$$吸収量 = 摂取した食物中の成分量 - 便中の排泄成分量$$

で知ることができる。しかし，便中の排泄量には食物由来のもの以外も

含まれているので，見かけ上の消化吸収率となる。そこで，真の消化吸収率は後述の方法で算定する。

$$真の消化吸収率 = \frac{摂取食物中の成分量 - (便中排泄成分量 - 内因性損失量)}{摂取食物中の成分量} \times 100$$

内因性損失量とは，食物由来の未消化物ではなく，腸内細菌，消化管から剥離した上皮細胞，消化液の残部などをいう。よって内因性損失量は食物を摂取しないときの飢餓便の量を測定して算出することになる。

4 排泄

食物の成分は，消化・吸収されて残りは便として**排泄**される。便には水分以外に次のものが含まれる。

（1）消化・吸収されなかった食物の残渣

（2）胆汁，酵素，粘液など，消化管の生成物

（3）消化管上皮細胞からの剥離成分

（4）カルシウム，鉄など，消化器官に排泄された成分

（5）腸内細菌

便の色は，主として胆汁色素によるもので，黄疸などで胆汁色素が便に排泄されないときは灰白色になる。便の量や排便回数は，食習慣や食事量に依存するが，一般に動物性食物よりも植物性食物の摂取量が多いと食物繊維の摂取量が増大するので便量は多くなる。

5 栄養素の消化・吸収

ここからは栄養素ごとの切り口で消化・吸収を考えてみる。

1 タンパク質 （図8）

タンパク質は，胃酸に活性化された**ペプシン**によってペプトンまで分解され，その後，十二指腸に到達すると膵液中のトリプシノーゲンが腸

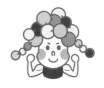

⇒p29

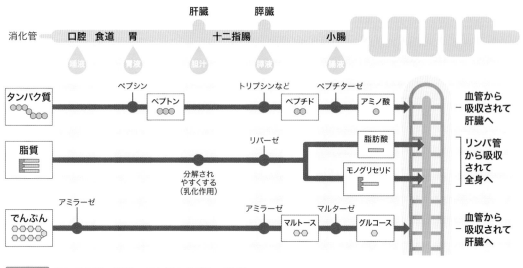

図8 タンパク質，脂質，でんぷんの消化・吸収

壁のエンテロキナーゼにより活性化されて**トリプシン**となり，さらに消化が進められる。また，同じ膵液中のキモトリプシノーゲンはトリプシンにより活性化されて**キモトリプシン**となり，この消化酵素によりペプトンからオリゴペプチドまで分解される。その後，腸管粘膜細胞の膜消化によりアミノ酸やジペプチド（アミノ酸が2個結合したもの），さらにトリペプチド（3個結合したもの）に分解されて小腸から吸収され，門脈を経て肝臓に達する。

2 脂質 （図8）

　摂取した脂質の大部分は，胃内ではほとんど消化されず胃液と混ざり十二指腸に達する。十二指腸に達すると，アルカリ性の十二指腸液によりけん化★され，さらに胆汁酸により乳化★されて，消化酵素の作用を受けやすい状態になる（ここではまだ消化されない）。膵液の脂肪分解酵素である**ステアプシン（リパーゼ）**により脂質は，モノグリセリドと脂肪酸に分解され，小腸から吸収される。脂肪は，モノグリセリドと脂肪酸に分解されて吸収されながら，その大部分が絨毛細胞内でただちに脂肪に再合成され絨毛内でリンパ管に入り，胸管を経て左鎖骨下で直接血流に入り全身を循環する。つまり，脂質は，他の栄養素のように吸収後に

⇒p30

★けん化：エステルにアルカリを加えて，酸の塩とアルコールに加水分解される化学反応。特に，油に水酸化ナトリウムなどの塩基を使ってグリセロールと長鎖脂肪酸（石鹸）に加水分解することが有名である

★乳化：水と油のように本来混ざり合わないものを，乳化剤などを使用して混ぜ合わせることをいう。例えば，油と酢は，混ざらないが卵黄のタンパク質の乳化作用でマヨネーズをつくることができる

門脈を経て，肝臓で貯蔵，代謝されて全身循環されるのではなく，吸収後にそのまま全身循環するという特徴がある。しかし，炭素が12以下の短鎖脂肪酸はエステル化*されず，他の栄養素と同様に門脈にそのまま入り肝臓に運ばれる。

コレステロールも中性脂肪と同様に胆汁酸によりミセル化され，腸の粘膜細胞に取り込まれ，そこで脂肪酸エステルとなり，他の脂質と一緒にキロミクロンを形成してリンパ管に入る（⇒本章❻）。なお，脂質の消化に関与した胆汁酸の一部は回腸で再吸収されて門脈を経て肝臓に戻る（**腸管循環**）。

★エステル化：酸とアルコールを反応させると脱水反応が起こり，–COO⁻の構造であらわされるエステル結合をもつ化合物ができることをいう。エステル化によってできた化合物は水に溶けにくく，有機溶媒に溶ける

❸ 炭水化物 （図8）

炭水化物に含まれるでんぷんは，口腔内や胃内で**唾液アミラーゼ**の作用を受けてデキストリンやマルトースに消化され，さらに，膵管で産生されて腸管内に分泌される**膵液アミラーゼ**によりそのほとんどがマルトースまで消化される。その後，小腸上皮細胞の膜表面に局在する**二糖類分解酵素**により，膜の表面で消化と吸収が平衡して行われる。二糖類分解酵素は，作用する糖質によりいくつかに分類される。つまり，マルトースはマルターゼによってグルコースに，スクロースはスクラーゼによってグルコースとフルクトースに，ラクトースはラクターゼによってグルコースとガラクトースにと，それぞれが膜消化を受け，吸収される。

⇒p32

炭水化物に含まれる**食物繊維**は，消化酵素が存在しないため，消化されずに大腸まで達し，便の材料となる。ところが，一部は大腸内の腸内細菌により発酵され，短鎖の脂肪酸やメタンガスが発生し，これらが吸収されてエネルギー源となる。

⇒p33

食物繊維の物理的化学的性質は，①抱水性および膨潤性，②粘性，③吸着作用などである。抱水性や膨潤性は，食物繊維が水分を吸収して膨張する性質であり，食物の胃内停滞時間や消化管内移動速度に関与している。粘性は物質が拡散するのを抑制する性質であり，これも胃内停滞時間や消化管内移動速度に関与している。吸着作用には，イオン交換的な吸着と疎水結合による吸着があり，ミネラル，胆汁酸，発がん物質などを吸着する。

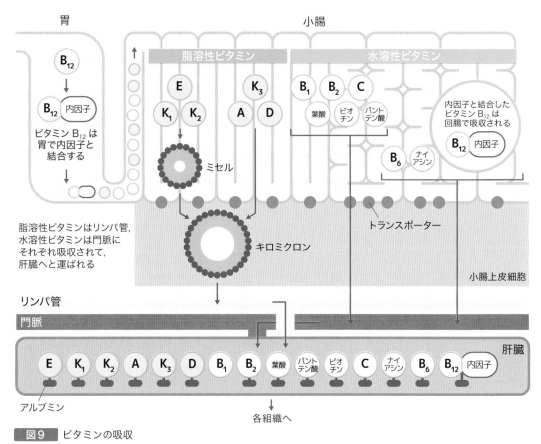

図9 ビタミンの吸収

「カラー図解　栄養学の基本がわかる事典」（川島由起子／監），西東社，2013を参考に作成

4 ビタミン（図9）

⇒p33

　水溶性ビタミンの多くはそのまま小腸より吸収されるが，脂溶性ビタミンの吸収は，胆汁酸の分泌による脂肪の消化と合わせて吸収が必要となる。吸収率は各ビタミンで異なる。ビタミンA，D，E，Kのような脂溶性ビタミンは，いずれも脂質とともに小腸より吸収され，主としてリンパ管を経て肝臓に蓄積される。吸収率は食物の組み合わせなどの条件により変化するが，脂質の摂取量が少ないとこれらのビタミンの吸収率は悪くなる。水溶性ビタミンのなかでもビタミンB12は，胃内に存在する内因子とよばれる糖タンパク質と結合して吸収される。したがって，胃を切除した場合には，内因子が欠乏してビタミンB12の吸収が悪くなることがある。

　各ビタミンはそれぞれ独自の代謝経路をもつ。一般に各種ビタミンは肝臓に蓄積され，脂溶性ビタミンは，必要に応じて血液中へ放出され，タンパク質（アルブミン）と結合して各組織に移動する。水溶性ビタミンは，ビタミンB_1以外はアルブミンと結合して全身を巡回することが多い。

5 ミネラル

　各種ミネラルは，主として小腸の上部で吸収されるが，ミネラルそれぞれの吸収率は食物の組み合わせにより異なる。例えば，カルシウムの吸収率は約50％であるが，ともに摂る食物が低タンパク質だと吸収率が悪くなる。他の食品よりも牛乳・乳製品のカルシウムの吸収率は高い。また，カルシウムの吸収率は，ラクトースやビタミンDにより高められるが，ほうれん草などに含まれるシュウ酸は低下させる。

⇒p34

　リンの吸収は，ともに摂取する食物中のカルシウムとの割合が重要になり，ビタミンDにより亢進される。硫黄の大部分は食物中の含硫アミノ酸として摂取され，ナトリウムは多くが食塩（塩素）として摂取されて，すべて吸収される。また，鉄はビタミンCと一緒に摂取すると吸収がよくなる。食物の多くは三価鉄を含んでいて，これがビタミンCにより還元型の二価鉄に変化して吸収されやすくなるからである。また，鉄はタンパク質とともに摂取しても吸収がよくなる。これは，吸収されて体内を移動する際に，タンパク質と特異的に結合するためである。

6 栄養素の代謝

1 タンパク質

A タンパク質，アミノ酸の代謝

　タンパク質は，消化・吸収されて，アミノ酸の形で門脈を経て肝臓に達し，人体内の体タンパク質から分解されたアミノ酸と合流して，人体に必要な体タンパク質に合成される。体タンパク質は人体で水についで多い成分で，しかも最も重要な作用を有するために，「人体はタンパク質

⇒p29，69

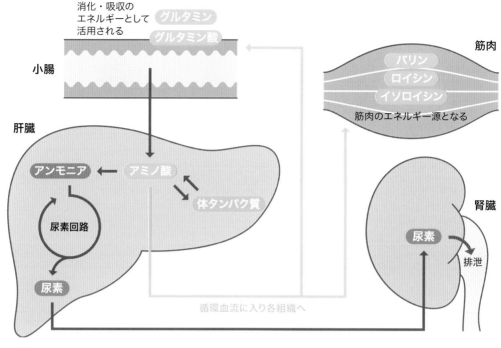

消化・吸収の
エネルギーとして
活用される

グルタミン
グルタミン酸

小腸

筋肉

バリン
ロイシン
イソロイシン

筋肉のエネルギー源となる

肝臓

アンモニア ← アミノ酸

体タンパク質

尿素回路

尿素

循環血流に入り各組織へ

腎臓

尿素

排泄

図10 アミノ酸の代謝

からできている」ともいわれる。体タンパク質はアミノ酸を基本に新たに合成され，古くなれば分解されて，その産生成分である尿素やアンモニアは体外へ排泄される。体タンパク質の合成のためには，体内で合成できない必須アミノ酸を食物から摂取し続ける必要があることはもちろんであるが，たとえ非必須アミノ酸であっても体タンパク質の合成素材として利用されるので，両方を摂取する必要がある。

　小腸で吸収されたアミノ酸は門脈を経由して肝臓に達し，その一部はその場で分解されたり，体タンパク質に合成されたりするが，残りは循環血流に入り，各組織で利用される。アミノ酸が代謝される主たる臓器は，小腸，肝臓，腎臓，筋肉であり，その代謝はそれぞれの臓器に特徴がある（図10）。

① **小腸**：グルタミンとグルタミン酸が最も多く代謝され，小腸での消化・吸収のエネルギーに活用され，一部は他のアミノ酸に変換される。

② **肝臓**：分枝アミノ酸*以外の多くのアミノ酸の代謝が行われる。アミノ酸とタンパク質の合成と分解が積極的に行われる臓器である。

★分岐鎖アミノ酸ともいう。脂肪族アミノ酸のうち，バリン，ロイシン，イソロイシンの3種が分枝アミノ酸である

③**筋肉**：肝臓で代謝されない分枝アミノ酸が代謝される主たる臓器で，筋肉のエネルギー源となる。

④**腎臓**：アミノ酸を形成するアミノ基は，肝臓で代謝されて有毒のアンモニアとなり，さらにそのアンモニアは尿素回路で無毒の尿素に変換されて腎臓から排泄される。

　食物からタンパク質を摂取する目的は，筋肉や内臓をつくるタンパク質の合成素材を供給するだけではなく，各種の代謝をつかさどるビタミンや生理活性物質の素材となるアミノ酸を供給することでもある。例えば，トリプトファンは，脳の神経伝達物質であるセロトニンやビタミンであるナイアシンの素材になり，リジンとメチオニンからは脂肪酸の分解に関与するカルニチンが，チロシンからはカテコールアミンやチロキシンがつくられる。さらに，核酸を構成するピリミジン塩基の窒素部分もグリシン，アスパラギン酸，グルタミン酸から供給される。さらに，アミノ酸とタンパク質の代謝過程において，アミノ酸は，単にタンパク質の素材となるだけではなく，体タンパク質の合成を促進し，分解を抑制する調節を行っている。例えば，トリプトファンは肝臓や骨格筋での合成促進作用を有し，ロイシン，メチオニン，フェニルアラニン，グルタミンは，肝臓でのタンパク質の分解において抑制的シグナルとして作用している。

B タンパク質の合成，分解の調整

　タンパク質は，遺伝子DNAの情報をmRNAに**転写**し，この情報を**翻訳**することにより合成される（図11）。mRNAへの転写は，RNAポリメラーゼによって行われ，転写の調節機能に関与する転写調節因子に栄養やホルモンが関与する。例えば，ステロイドホルモン，甲状腺ホルモン，ビタミンAは，転写活性を制御している。翻訳過程に関係する促進因子には，インスリン，成長ホルモン，良質のタンパク質，アミノ酸などがあり，逆に抑制因子として無タンパク質食，絶食などがある。

　食物から摂取されるタンパク質は，平均すると1日に男性で約80g，女性で約60gであるが，体内で代謝される量は約400gであり，約80％は体タンパク質を分解したアミノ酸に依存している。つまり，毎日，新たに合成している体タンパク質の約80％は人体内のタンパク質を再利用

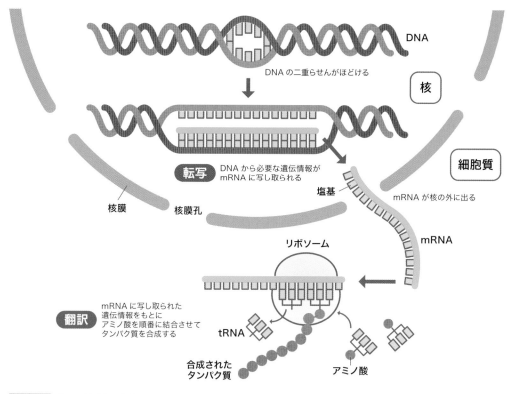

DNA

DNA の二重らせんがほどける

核

転写　DNA から必要な遺伝情報が
mRNA に写し取られる

核膜　核膜孔

細胞質

塩基

mRNA が核の外に出る

mRNA

リボソーム

翻訳　mRNA に写し取られた
遺伝情報をもとに
アミノ酸を順番に結合させて
タンパク質を合成する

tRNA

合成された
タンパク質

アミノ酸

図11 タンパク質の合成

してつくられていることになる。このことから，人体は，日々変化する
環境に適応するために，その都度体タンパク質をつくり変えていると考
えられる。したがって，体タンパク質は，単に不必要になったから分解
されているのではなく必要に応じて選択的に分解されているのであり，
その機構として**ユビキチン・プロテアソーム系，カルパイン系，オート
ファジー・リソソーム系**がある。タンパク質の分解速度は種類により異
なり，タンパク質の半分が入れ替わるまでの時間を半減期という。

　食後は，タンパク質の消化・吸収量が増大して，血中のアミノ酸濃度
は上昇し，筋肉などへのアミノ酸の供給量は高まる。その一方で，イン
スリン分泌が上昇して，インスリンが組織へのアミノ酸の吸収を促進し，
タンパク質の合成を促進し，分解を抑制する。食間は，血糖値が低下し，
エネルギー不足を補うために，体タンパク質やアミノ酸の分解が亢進し
て，グルコースの合成が活発になる。この代謝を**糖新生**という。また，

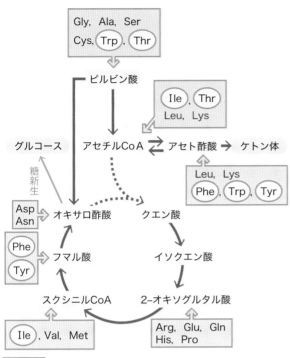

赤字のアミノ酸は完全なケト原性アミノ酸。○は糖原性でもあり，ケト原性でもある。残りは糖原性アミノ酸である。

Gly：グリシン　Tyr：チロシン　Leu：ロイシン
Ser：セリン　Pro：プロリン　Asn：アスパラギン
Gln：グルタミン　His：ヒスチジン　Met：メチオニン
Phe：フェニルアラニン　Val：バリン
Asp：アスパラギン酸　Glu：グルタミン酸
Cys：システイン　Ala：アラニン　Ile：イソロイシン
Arg：アルギニン　Thr：スレオニン（トレオニン）
Trp：トリプトファン　Lys：リジン（リシン）

図12 糖原性アミノ酸とケト原性アミノ酸

「栄養科学イラストレイテッド　生化学　第3版」（薗田　勝／編），羊土社，2018より引用

表 糖原性およびケト原性アミノ酸

種類		特徴
糖原性アミノ酸	Gly・Ser・Ala・Cys・Met・Val・His・Arg・Pro・Asp・Glu・Asn・Gln	糖代謝系に組み込まれる
ケト原性アミノ酸	Leu・Lys	脂質代謝系のみに組み込まれる
糖原性かつケト原性アミノ酸	Trp・Phe・Tyr・Ile・Thr	糖代謝系と脂質代謝系に組み込まれる

「栄養科学イラストレイテッド　生化学　第3版」（薗田　勝／編），羊土社，2018より引用

各種アミノ酸は分解されると最終的には糖質と脂質の代謝に取り込まれることになり，糖質代謝に合流するものを**糖原性アミノ酸**，脂質代謝に合流するものを**ケト原性アミノ酸**という（図12，表）。

　アミノ基を有するアミノ酸は，2つのルートにより処理される。1つは，**アミノ基転移反応**とよばれ，不必要になったアミノ酸のアミノ基を糖質に転移し，新しいアミノ酸をつくる経路である。これは，アミノ基

のなくなったアミノ酸がクエン酸回路（後述）に入り，糖質に変化する糖新生の経路である。もう1つは，アミノ基の窒素（N）を体外へ排泄させてアミノ基をアンモニア（NH₃）にし，これを**尿素回路**へわたして，尿中へ尿素として排泄させる経路である。

このように，タンパク質は体内で合成と分解をくり返している。そして，タンパク質の損失と摂取のバランスが保たれている状態を**窒素平衡**が保たれているといい，タンパク質の摂取に過不足が生じていないことを示す。また，血漿中には各組織や肝臓で合成・分解されたアミノ酸やタンパク質が供給されて一定の濃度を保っているので，血漿状態からタンパク質の栄養状態を知ることもできる。

例えば，血漿タンパク質には，アルブミン，グロブリン，フィブリノーゲンが存在し，アルブミンとグロブリンの比（A/G比）は通常は一定の比を保っているが，アルブミンのほうが外的要因に影響されやすくグロブリンより再生が遅いので，タンパク質が不足状態になるとA/G比はしばしば低下する。アルブミン値の低下により，タンパク質の摂取不足，タンパク質の消化・吸収障害，さらに尿中への喪失などを知ることができる。なお，代表的な栄養指標であるアルブミンは肝臓のみで合成される。

② 脂質

Ⓐ 脂質とリポタンパク質

⇒p30，70

脂質は，吸収されて血液循環する際，タンパク質と結合して**リポタンパク質**の形になる（図13）。リポタンパク質の形になるのは，水に溶けにくい脂質がタンパク質と結合することでミセルを形成して，水と混じりやすい状態になるためである。

脂質の一種であるトリグリセリドは消化・吸収されて小腸内で**キロミクロン**を形成して，まずリンパ管に入り，血液循環をしながら脂肪組織や筋肉に運搬される（図14）。血液を流れているキロミクロンは，脂肪組織や筋肉，心臓などの毛細血管でリポタンパク質リパーゼの作用を受けてトリグリセリドが分解され，遊離した脂肪酸は細胞内に入り，エネルギー源となる。トリグリセリドの大半を失ったキロミクロンは，キロミクロンレムナントとして肝臓に取り込まれる（図14）。肝臓で合成され

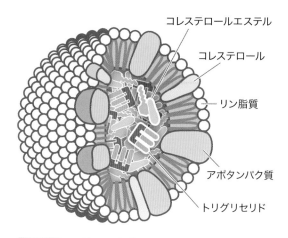

図13 リポタンパク質

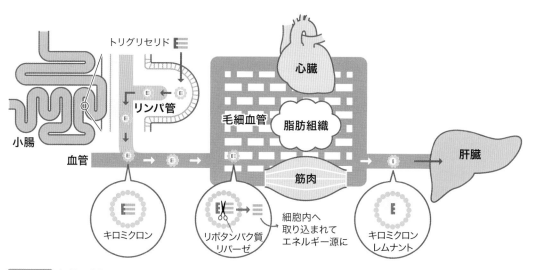

図14 脂質の消化・吸収

た脂質は**VLDL（超低比重リポタンパク質）**とよばれるリポタンパク質
によって末梢組織に運搬され，キロミクロンと同様の作用で分解される。
比重の軽いトリグリセリドを末梢組織に移行するために，VLDLの比重
は相対的に重くなり，Ｖ（Very）ではなくなってコレステロール濃度の
比較的高い**LDL（低比重リポタンパク質）**となる。つまり，LDLは肝臓
から末梢組織にコレステロールを積極的に運搬するリポタンパク質とな
り，LDLコレステロールが高値の場合は動脈硬化が進んでいることにな

る。このために，一般にLDLコレステロールを悪玉コレステロールという。比重が重いリポタンパク質を**HDL（高比重リポタンパク質）**といい，末梢組織から脂質を肝臓へ戻す働きがある。末梢組織から肝臓に戻るコレステロールを運搬するので，善玉コレステロールといわれる。

B 脂質の分解，合成の調整

各種組織において，脂質は，末梢血管の内側にはりめぐらされている**リポタンパク質リパーゼ**の作用により脂肪酸とグリセロールに分解される。脂肪酸は，アルブミンと結合して遊離脂肪酸となり，血液中を移動し，必要な組織に取り込まれて，細胞内のミトコンドリアに入り，β酸化によりアセチルCoAまで分解され，クエン酸回路（後述）に入りエネルギー源となる。脂肪組織に存在するホルモン感受性リパーゼは，ふだんは不活性である。しかし，エネルギー不足状態となる空腹時や絶食時には，血糖が低下することによりグルカゴンやアドレナリンなどの血糖上昇ホルモンが分泌されて，肝臓グリコーゲンの分解が亢進して血糖上昇させようとする。このとき，このようなホルモンの分泌を感知してホルモン感受性リパーゼが活性化し，トリグリセリドの分解がはじまり，脂肪酸とグリセロールが血液中に放出されてエネルギー不足をカバーする。

体脂肪の割合は，成人男性で約15％，女性では約25％であり，主として皮下と内臓周辺に蓄積されている。体脂肪の主たる成分はトリグリセリドで，平均すると約2カ月分のエネルギー量を蓄積している。糖質や脂質の摂取量が多いエネルギー過剰状態では，トリグリセリドの合成が亢進して，体脂肪の蓄積がはじまる。一方，エネルギー不足状態になると体脂肪の分解が亢進する（⇒第4章❷）。トリグリセリド（図15）は，グリセロールに3個の脂肪酸が段階的にエステル結合することにより産生され，脂肪酸はアセチルCoAがマロニルCoAを経て合成される。

このような種々の脂質代謝は，食物の内容や生体の栄養状態に影響を受ける。代謝の調節は，酵素の遺伝子発現や活性化を促進または抑制することにより実施され，この調節に重要な役目をしているのがインスリンを中心とした各種ホルモンである。

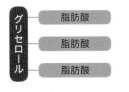

図15 トリグリセリド

C 脂質の生理的役割と代謝

　脂質は，単にエネルギー源になるだけではなく，必須脂肪酸や各種エイコサノイドの産生の素材になる。**必須脂肪酸**とは，リノール酸，α-リノレン酸，アラキドン酸をいい，生体膜の構成成分として必要である。しかし，リノール酸，α-リノレン酸は合成できず，アラキドン酸はリノール酸から合成されるが合成だけでは必要量に達しないために，食物から直接摂取しなければならない。通常の食事を摂取していれば必須脂肪酸欠乏症になることは稀であるが，無脂肪の食事や経静脈栄養（⇒第7章❸）を実施した場合には，皮膚疾患やエネルギー代謝の低下がみられることがある。

　アラキドン酸やエイコサペンタエン酸（EPA）から生理活性を有する化合物が生成される。これらを**エイコサノイド**といい，平滑筋の収縮，血小板凝集の阻害や促進，血管の収縮や拡張などに寄与し，各部位で局所的に作用する。それぞれのエイコサノイドにはさまざまな生理作用があり，これらの前駆物質になるのが生体膜に存在するn-6系やn-3系の多価不飽和脂肪酸である。生体膜の脂肪酸組成は，食事の脂肪組成の影響を受けることから，日常の食物摂取と生理活性作用の関与が研究されている。

　近年，血中コレステロールの上昇が動脈硬化（⇒第7章❷）の発症に関与することから，**コレステロール**に注目が集まっている。動物性脂肪，内臓類，卵類などにコレステロールが多いことから，これらの食物を控えることが動脈硬化の予防になるとされている。しかし，コレステロールは生体膜の構成成分であり，ステロイドホルモン，胆汁酸，ビタミンDなどの前駆物質であるために，食物からの摂取以外に生合成され，その量は種々の代謝により調節されている。この調節機能が，遺伝，加齢，代謝障害，さらに食物からの過剰摂取などにより崩壊すると，動脈硬化の危険因子になる（図16）。

　コレステロールは，肝臓や小腸で糖質，脂質およびタンパク質から生成されたアセチルCoAを起点として代謝をくり返して合成される。全身のコレステロールの約80％が体内で合成され，残りの約20％が食事由来のものである。肝臓でアセチルCoAから合成されたコレステロール

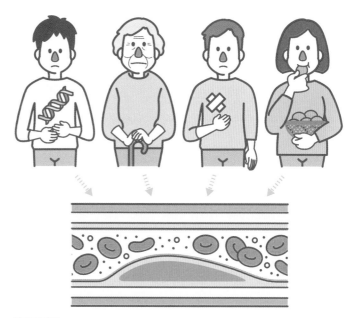

図16 動脈硬化の危険因子

は，食事由来のものと一緒にVLDLとして血中に放出され末梢組織に運搬される。各組織の表面にはLDLレセプター（受容体）が存在し，それがLDLと結合することでコレステロールが細胞内に取り込まれて細胞膜などに利用される。

　一方，肝臓内でコレステロールから**胆汁酸**が生合成され，脂質の消化・吸収のために十二指腸に分泌される（図8）。胆汁酸は，水溶性と脂溶性の部分をもつ界面活性物質で，水溶性のものと脂溶性のものとを互いになじませる性質をもつ。この性質が作用して脂質の消化・吸収に貢献する。界面活性いわば石鹸の役割をするのである。胆汁酸は作用を終えると約95％は回腸から再吸収されて，肝臓に戻り，再利用される（腸肝循環）。再吸収されなかった約5％は便中に排泄される。この代謝が体内のコレステロールを体外に排出する主要な経路となる。

3 炭水化物

A 炭水化物のエネルギー代謝

　炭水化物は，消化酵素が存在する糖質と，消化酵素が存在しない食物

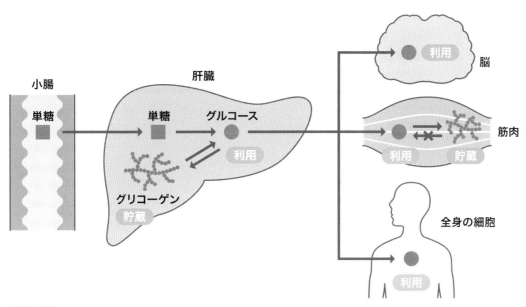

図17　グルコースの利用

繊維に大別される，人にとって最も重要なエネルギー源である。糖質か
ら生体のエネルギーを獲得する代謝経路には，解糖系，クエン酸回路，
電子伝達系がある。

　糖質は，グルコース，フルクトース，ガラクトースに消化され，小腸
から吸収されて門脈を経て肝臓に取り込まれる。肝臓に入った単糖類は，
いくつかの反応ののち，すべてグルコースとなり，その一部はグリコー
ゲンとして蓄積され＊，残りはグルコースとして血液中に放出されて全
身のエネルギー源として活用される（図17）。また，骨格筋では，グル
コースをエネルギー源とし，余分はグリコーゲンとして蓄積する。しか
し，筋肉グリコーゲンは，肝臓のように血液中に"グルコース"として
放出されない。筋肉にはグリコーゲンを細胞外に放出可能なグルコース
に変換する酵素が欠如しているからである。そのため，筋肉グリコーゲ
ンは筋肉収縮のためのエネルギー源として使われる。また，脳・神経系
などでは，通常，グルコースをエネルギー源とし，他臓器にみられるよ
うに脂質をエネルギーにすることはない。しかし，脳・神経系，筋肉は，
絶食時や低糖質食にはケトン体＊をエネルギー源にすることができる。
　各組織に運搬されたグルコースは，インスリンにより細胞内に取り込

⇒p32，71

★空腹時など必要に
応じてグリコーゲン
からグルコースに分
解される

★ケトン体：アセト酢
酸，β-ヒドロキシ酪
酸，アセトンの総称

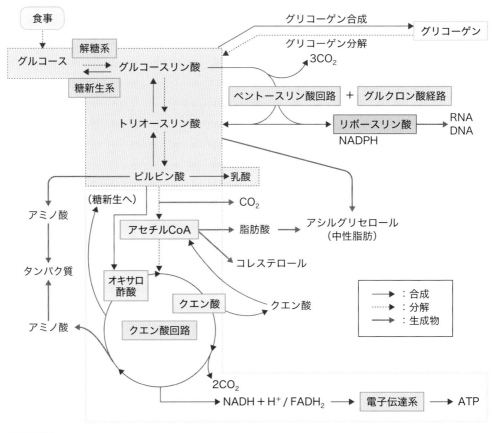

図18 糖質代謝の概念図

「栄養科学イラストレイテッド 生化学 第3版」(薗田 勝/編), 羊土社, 2018より引用

★解糖系：グルコース
　がピルビン酸あるい
　は乳酸に代謝され
　る経路

まれ，細胞質においてまず**解糖系**＊の分解を受ける（図18）。細胞質では無酸素状態でグルコースからピルビン酸まで代謝されグルコース1分子から2分子のATPが産生される。さらにピルビン酸はアセチルCoAを経てミトコンドリアに入り，有酸素下で**クエン酸回路**へ入っていく（図18）。さらに，アセチルCoAはオキサロ酢酸と結合してクエン酸となる。一方で，オキサロ酢酸もピルビン酸から生成されてクエン酸回路に入る。このクエン酸回路では，いくつかの反応を経て，**電子伝達系**を介してATPが産生される（図18）。このようにアセチルCoAが好気的に酸化され二酸化炭素と水になる一連の反応経路をクエン酸回路といい，グルコース1分子から30〜32分子のATPが産生される。

　血中のグルコース濃度が異常に低下すると，エネルギー補給が不十分

になるために，乳酸，ピルビン酸，アミノ酸などからグルコースを新しく生成される**糖新生**の回路が亢進する（⇒第2章❹）。糖新生は，いわば解糖系の逆の経路である。

なお，食物繊維は，消化・吸収されないが腸内細菌により発酵されて短鎖の脂肪酸を産生し，エネルギー源となる。このことを**発酵性エネルギー**という。

⇒p33，71

B 糖質の調節

血糖とは，血液中に含まれるグルコースのことで，その濃度の測定値を**血糖値**という。健康人の血糖値は70〜110 mg/dLで，各組織に常にグルコースを供給し続けるためには，この値を一定に維持しておくことが必要である。血糖を調節するホルモンは多く存在するが，低下させるのは唯一，膵臓ランゲルハンス島のβ細胞から分泌される**インスリン**である。血糖を上昇させるホルモンには，膵臓からの**グルカゴン**，副腎からの**アドレナリン**，下垂体からの**成長ホルモン**，甲状腺からの**チロキシン**，副腎からの**グルココルチコイド**などがある。糖尿病は，インスリンの作用不足によって起こる病気であり，インスリンの作用には，組織細胞へのグルコースの取り込みの促進，グリコーゲンの合成促進，中性脂肪の合成亢進，体タンパク質の合成亢進がある。

食事をすると，糖質の摂取量が増大するので血中のグルコース濃度は上昇する。健常者の場合，食後血糖は上昇をはじめて30〜60分でピークになり，血糖の上昇に伴いインスリンが分泌されて血糖が低下し，90〜120分にはもとに戻る。これを**血糖曲線**という（図19）。糖尿病になると空腹値，最高値，低下値が高くなる。食事療法では，低エネルギー食により肥満を改善してインスリン感受性を上げてインスリンの作用を改善し，低糖質食により食後の血糖上昇を抑制することになる（⇒第7章❷）。

4 ビタミン

ビタミンはそれぞれ独自の代謝経路をもつ。一般に**脂溶性ビタミン**は肝臓に蓄積され，必要に応じて血液中へ放出され，タンパク質と結合して各組織に移動する。**水溶性ビタミン**は，他の物質と結合し全身を巡回

⇒p33，72

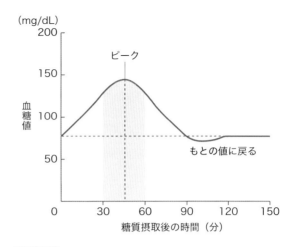

（mg/dL）

血糖値

ピーク

もとの値に戻る

糖質摂取後の時間（分）

図19 健常者の血糖曲線
「栄養科学イラストレイテッド　基礎栄養学　第3版」
（田地陽一／編），羊土社，2016より引用

する場合が多い。

A 脂溶性ビタミンの代謝

ビタミンの代謝にはそれぞれに特徴がある。例えば，**ビタミンA**は光と空気中の酸素で酸化されやすく，カロチノイド色素がプロビタミンAの作用をもつ。**ビタミンD**は熱や酸化に対して比較的安定している。例えば，しいたけの成分やコレステロールが体内でプロビタミンDとなる。**ビタミンE**は還元性をもった酸化されやすい物質である。**ビタミンK**は光やアルカリ性に対して不安定であり，一部は腸内細菌により合成される。

B 水溶性ビタミンの代謝

ビタミンB$_1$は，大部分は二リン酸とエステル結合し，アルカリ性に不安定である。**ビタミンB$_2$**は，熱に比較的安定であるが，光やアルカリ性で不安定となる。**ビタミンB$_6$**は熱に安定で光によって分解されやすい。**ビタミンB$_{12}$**は水やアルコールに溶けやすく，熱には安定である。**ナイアシン**は，熱や酸では分解されないが，アルカリ性では不安定であり，体内ではトリプトファンからも合成される。**ビタミンC**は酸性にはやや安定であるが，熱やアルカリ性には不安定であり，ヒト，サル，モルモットを除きほとんどの動物が体内で合成することができる。

5 ミネラル

　ミネラルには，それぞれに種々の代謝があり，その特徴を整理すると後述のようになるが，最終的には腎臓を経て尿から排泄される。

⇒p34, 73

　例えば，**カルシウム**は体内に最も含有量が多く，99％が骨と歯に存在し，残りが血液や他の組織に存在している。血液や組織でカルシウムが不足すると骨や歯から放出され，一定の濃度が保たれる。**リン**は骨・歯に80〜90％存在し，残りはATP，核酸，リン脂質，さらにリン酸塩として組織や細胞に存在している。**カリウム**は，主として細胞内液に存在し，細胞外液のナトリウムとバランスを保っている。

　ナトリウムは主として食塩として摂取され，吸収された後に細胞外液に，他の無機イオンとともに存在し，**塩素**は主として食塩としてナトリウムとともに摂取されてイオン化され，細胞外液に多くの無機質とともに存在している。**マグネシウム**はカルシウムと性質が類似していて，骨や歯にその大部分が存在し，残りは細胞内や血液などに広く存在している。

　微量ミネラルである，**鉄**は，赤血球のヘモグロビンや筋肉中のミオグロビン，さらに肝臓，脾臓などのタンパク質と結合したフェリチンなどの成分となっている。**亜鉛**は鉄と同様に生体内に広く分布しているが，代謝の活発なところに比較的多く存在する。

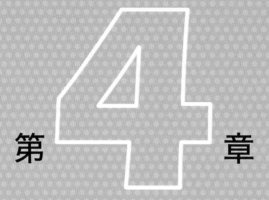

第 **4** 章

エネルギー代謝

　人間が生命のエネルギーをどのように
して獲得しているのかを知ることは,
栄養学の基本である。人体のエネルギー
代謝のしくみから, エネルギーの測定
法やエネルギーの必要量の算定法, 食
品からの摂取方法までを学ぼう

① 生命のエネルギーと食物のエネルギー

　人間は，生命活動を営むうえで**エネルギー**が必要であり，そのエネルギーは日常摂取する食物から得ている。例えば，体温を維持するには熱エネルギーが，筋肉の収縮には運動エネルギーが，神経の情報伝達には電気エネルギーが必要である。人間は，食物中に含まれる炭水化物，脂質，タンパク質を酸化することにより，細胞内でアデノシン二リン酸（ADP）にリン酸が高エネルギー結合したアデノシン三リン酸（ATP）を産生し，各臓器に分配している。ATPがADPとリン酸に分解される際に放出されるエネルギーを生命活動に必要なエネルギーに変換している（図1）。

■ エネルギーの単位

　人体のエネルギーは，結局，大半が**熱エネルギー**となるので，その大きさを表すのには熱エネルギーの単位である**カロリー**（cal）が用いられる。1 calとは，1 gの水の温度を14.5℃から15.5℃まで，1℃上昇させるのに必要なエネルギー量をいい（図2），これを1,000倍したのが1 kcalである。現在，熱エネルギーの単位は，国際的に**ジュール**（J）の使用が推奨されているため，栄養学におけるエネルギー単位もジュールに変更することが提案されている。1 Jとは，1 kgの物体を1ニュートン

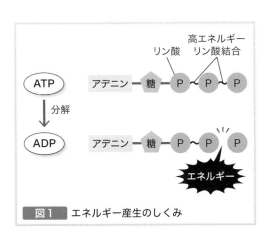

図1 エネルギー産生のしくみ

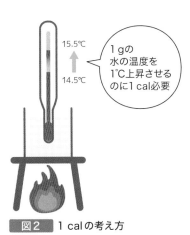

図2 1 calの考え方

の力で1 m移動させるのに必要なエネルギーであり，1 kcal = 4.184 kJ
となる。

② エネルギー産生栄養素

エネルギー源となる栄養素を**エネルギー産生栄養素**（⇒第1章❶）といい，これらの栄養素を空気中で燃焼させると1 gにつき，炭水化物が**4.10 kcal**，脂質が**9.45 kcal**，タンパク質が**5.65 kcal**の熱量を発生する。この値を物理的燃焼熱という。しかし，この値がそのまま体内のエネルギー量として算定されるわけではない。例えば，紙を燃やせば熱エネルギーになるが，われわれが紙を食べたとしても生命のエネルギー源にはならない。紙の成分がセルロースであり，人間はその消化酵素をもたないからである。アトウォーターは，20世紀はじめのアメリカ人の平均的な食事内容から消化，吸収率を算定して，炭水化物，脂質，タンパク質の1 gあたりの熱量をそれぞれ4 kcal，9 kcal，4 kcalとし，これらを**アトウォーターのエネルギー換算係数**とした。したがって，食物のエネルギー量は，その食物に含有される各栄養素量にこの係数をかけて総計することにより，算定できるようになった。ただし，その後の研究で，食物の種類によりアトウォーターのエネルギー換算係数が多少異なることがわかり，現在の日本食品標準成分表で示されているエネルギー値は，各食物にエネルギー換算係数が決められていて，それによって算出されている（表1）。

② 人体のエネルギー代謝

人体は，食物から摂取した栄養素を酸化分解することによりエネルギーを獲得して，それを消費している。つまり，人体のエネルギーも，エネルギー保存の法則*に従い，摂取量と消費量のバランスが保たれているために次の法則が成り立つ。

★エネルギー保存の法則：エネルギーの形態が変わってもエネルギーの総量は変化しないという物理学の法則

食物からの摂取エネルギー量　－　尿・便などからのエネルギー排出量

= 生体の消費エネルギー量 ± 貯蔵エネルギー量

表1　科学技術庁「日本人における利用エネルギー測定調査」に基づくエネルギー換算係数

食品群 ＼ 項目	タンパク質 (kcal/g)	脂質 (kcal/g)	炭水化物 (kcal/g)	調査した食品
1. 穀類	3.47	8.37	4.12	玄米
	3.78	8.37	4.16	半つき米
	3.87	8.37	4.20	七分つき米
	3.96	8.37	4.20	精白米
	3.74	8.37	4.16	胚芽精米
	4.32	8.37	4.20	小麦粉
	3.83	8.37	4.16	そば粉
4. マメ類	4.00	8.46	4.07	ダイズ（煮マメ）・なっとう
	4.18	9.02	4.07	とうふ・生あげ・油あげ・凍りどうふ・湯葉
	3.43	8.09	4.07	きな粉
6. 野菜類	4.00	8.46	4.07	エダマメ・グリンピース・ソラマメ・ダイズモヤシ
10. 魚介類	4.22	9.41	4.11	魚肉
	4.22	9.41	3.87	アユ・アンコウ・ウナギ・コイの内臓
11. 肉類	4.22	9.41	4.11	鶏肉・豚肉・牛肉などの肉類
	4.22	9.41	3.87	内臓
12. 卵類	4.32	9.41	3.68	卵類
13. 乳類	4.22	9.16	3.87	牛乳・チーズ
14. 油脂類	—	9.21	—	植物油
	4.22	9.41	—	動物脂
	4.22	9.16	3.87	バター
	4.22	9.21	3.87	マーガリン

「系統看護学講座 専門基礎分野　人体の構造と機能［3］栄養学」（中村丁次，他／著），医学書院，2015より引用（「日本食品標準成分表2010」を参考に作成したもの）

　摂取したエネルギー量に比べて，消費エネルギー量が多ければエネルギー出納はマイナスになり貯蔵エネルギー源である体脂肪は減少することになり（図3左），消費エネルギー量が少なければエネルギー過剰となり体脂肪は増大する（図3右）。このような生体内で行われる物質代謝をエネルギーの観点から観察することを**エネルギー代謝**という。エネルギー代謝には，**基礎代謝，活動代謝，食事誘発性熱産生**の3種類が存在する（図4）。

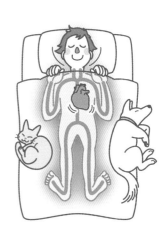

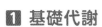 基礎代謝

　基礎代謝量とは，人間が生きていくうえで最低限必要なエネルギー代謝量のことで，安静，覚醒，空腹状態で測定される。つまり，何もしな

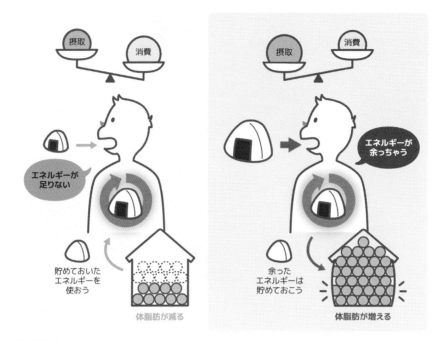

図3 摂取と消費のバランス

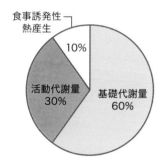

図4 1日のエネルギー消費量の割合

いで，静かに呼吸をし，心臓は鼓動して血液が循環し，体温は維持されている状態で消費されているエネルギーの量である。臓器・組織別にみると，骨格筋でのエネルギー消費量が最も多く，その次は肝臓，脳，その他となっていて，脳は意外にもエネルギー消費量が大きいことがわかる（表2）。ところで，基礎代謝量は体表面積に比例するが，個々に体表面積を計算するのは困難であることから，体重あたりで示された基礎代謝基準値が算出されている。つまり，年齢，性が該当する値に体重をかければ1日の基礎代謝量をほぼ知ることができる。また，基礎代謝は種々の要因の影響を受ける。

Ⓐ **年齢**

基礎代謝基準値は，成長期には体内代謝が活発なので高値となり，3歳のときが最高値となる。20歳以降は，わずかに減少傾向を示す。

Ⓑ **性**

基礎代謝基準値は男性のほうが高く，思春期以降は女性よりも5〜10％高い。男性のほうが筋肉量が多いからである。

表2 全身，および主な臓器・組織のエネルギー代謝量

臓器・組織	重量 (kg)	エネルギー代謝量		比率 (%)
		(kcal/kg/日)	(kcal/日)	
全身	70.0	24	1,700	100
骨格筋	28.0	13	370	22
脂肪組織	15.0	4.5	70	4
肝臓	1.8	200	360	21
脳	1.4	240	340	20
心臓	0.33	440	145	9
腎臓	0.31	440	137	8
その他	23.16	12	277	16

体重70kgで，体脂肪率が約20％の男性を想定。
「健康・栄養科学シリーズ　基礎栄養学　改訂第5版」（奥　恒行，柴田克己／編），南江堂，2015より引用（Gallagher D, et al. 1998より改変したもの）

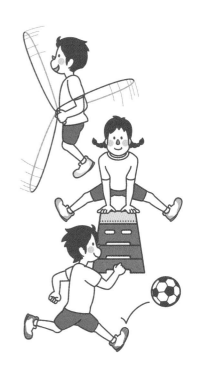

C 季節および環境温度

基礎代謝量は夏に低く，冬に多くなる。

D 活動量

肉体労働従事者，スポーツをする人は，筋肉組織が大きいので基礎代謝量は多い。

E ホルモン

甲状腺ホルモン，副腎髄質ホルモンの分泌量が多い場合，基礎代謝量は多くなる。

F 体温

体温が1℃上昇すると，基礎代謝量は約13％多くなる。

❷ 活動代謝

身体活動の強度を示す指標には，**メッツ値**（metabolic equivalent：座位安静時代謝量の倍数としてあらわした各身体活動の強度の指標）と**Af**（activity factor：基礎代謝量の倍数としてあらわした各身体活動の強度の指標）がある。

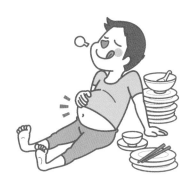

❸ 食事誘発性熱産生（DIT）

　食後には，特異的にエネルギー消費量が増大する。これは，消化液の生成と分泌，栄養素の消化・吸収，さらに肝臓における代謝の亢進によるものである。このように食物摂取によって誘発される熱産生を**食事誘発性熱産生**（diet-induced thermogenesis：**DIT**）とよぶ。摂取エネルギー量に対して，タンパク質は約30％，脂質が約4％，そして糖質が約6％，平均すると約10％が食事誘発性熱産生として消費される。

❸ 消費エネルギーの測定法と算定法

　人体のエネルギー必要量を知るには，エネルギー消費量のしくみを理解すると同時に，その測定法を知ることが必要になる。エネルギー消費量の測定法には，**直接熱量測定法**と**間接熱量測定法**，**生活活動調査**がある。

❶ 直接熱量測定法

　消費されたエネルギーは最終的には熱エネルギーとして放出される。**直接熱量測定法**は，生体が放出する熱量を直接測定する方法である。被験者を特殊な呼吸室に入れ，体熱として放出されるエネルギーを，室内を循環する水温の上昇量で測定する。この方法は精度は高いが，外界と完全に隔離した実験室が必要となるので，一般的にはあまり実施されない。

❷ 間接熱量測定法

　間接熱量測定法は，生体のエネルギー消費量が酸素消費量に比例することを利用して，酸素消費量を測定することで算出する方法である。つまり，生体内に取り込まれる酸素と排出される二酸化炭素，さらに尿中排泄窒素量を求めて，間接的にエネルギー消費量を算出する。間接熱量測定法には呼気ガスの測定装置により閉鎖式と開放式がある。**閉鎖式**は，被検者が呼吸する空気を閉鎖回路で循環させて測定するための循環装置が必要で活動時の測定が困難であるので，一般には，外気を吸気として

自由に用いる**開放式**が用いられる。この方法は，呼気のみを採取し単位時間あたりの量を測定し，酸素および二酸化炭素の濃度を測定する。

開放式測定法には，呼気ガスをダグラスバッグという袋に集めて直接分析する**ダグラスバッグ法**と，フードを頭部に被せて呼気ガスを含んだ空気を分析する**キャノピー法**がある。間接カロリーメーターによって測定された平均酸素消費量（VO_2：mL/分）と平均二酸化炭素産生量（VCO_2：mL/分），さらに尿中窒素排泄量（UN：g/日）をもとに，次の方法で算出する。

エネルギー消費量(kcal/日) ＝
5.50×VO_2(mL/分) ＋ 1.76×VCO_2(mL/分) － 1.99×UN(g/日)

臨床の場では，12時間絶食後の早朝空腹時の起床後20～30分が経過したときに測定した平均値，つまり**安静時エネルギー消費量**を測定するのが一般的である。各種携帯式の簡易エネルギー量測定計の開発も進んでいる。近年，実験研究などではエネルギー消費量の測定に**二重標識水法**が用いられる。二重標識水法は，水素と酸素の重い安定同位体*（^2Hと^{18}O）を含ませた水を人体に投与し，その後，尿中に排出された2種類の安定同位体を分析して，エネルギー消費量を推定する方法である。測定機器による制約を受けず，あらゆる活動中，例えば入浴時や水泳時でもエネルギー消費量を測定できるというメリットがある。

★安定同位体：同位体とは原子番号（陽子数）が同じで質量数（陽子と中性子の数の和）が異なる元素のことで，放射能を出す不安定なものを放射性同位体，それ以外を安定同位体とよぶ

3 生活活動調査

普通に生活している人の生活活動調査を行い，各種活動時のエネルギー消費量を用いて，1日のエネルギー消費量を算定する。

生活活動調査により身体活動レベルを決める。身体活動レベルⅡ（ふつう）は，座位中心の仕事だが，通勤や買物などの移動や家事労働などで1日合計2時間，仕事中の職場内の移動で合計30分程度を費やしている状態である。

④ 推定エネルギー必要量の算定

標準体重内にあり，過剰栄養や低栄養のリスクがなければ次の方法で推定エネルギー必要量を算定できる。

推定エネルギー必要量 ＝
基礎代謝基準値(kcal/kg体重/日) × 参照体重(kg) × 身体活動レベル

身体活動レベルは，1日の活動状況から，低い（Ⅰ），ふつう（Ⅱ），高い（Ⅲ）に分類して，それぞれの場合に，1.50，1.75，2.00をかけることによって算定できる。

⑤ 傷病者へのエネルギー投与量

傷病者を対象とした臨床の場では基礎エネルギー消費量（BEE）の算定式として**ハリス–ベネディクト（Harris-Benedict）の式**が広く使われている。

BEE：男性　66.5 ＋ 13.8 × 体重(kg) ＋ 5.0 × 身長(cm) － 6.8 × 年齢
　　　女性　655.1 ＋ 9.6 × 体重(kg) ＋ 1.8 × 身長(cm) － 4.7 × 年齢
総エネルギー投与量 ＝ BEE × 活動係数(表3) × 損傷係数(表3)

性，年齢，体重をもとに，活動係数，疾病による侵襲度（損傷係数）を考慮してエネルギー投与量を決定する。疾患によっても差異があるので，重症度が軽い場合には基礎代謝量の＋10％，中程度では＋25％，重症では＋50〜100％程度の増加が必要である。投与エネルギーの目安量として，成人の場合，安静時で25〜30 kcal/kg，軽度異化期には35〜40 kcal/kg，高度異化期には40〜50 kcal/kgを基準とし，栄養モニタリングをしながら進めていく。

また，特別な疾病は存在しないが，生活習慣病のリスクが存在し，摂取エネルギー量の調節が必要な場合は，**BMI**[★]**の基準値**を指標とする（表4）。BMIが上限値を超える場合は，エネルギー過剰摂取の結果とし

表3 活動係数と損傷係数

活動係数	
ベットでの安静	1.2
離床	1.3
損傷係数	
小規模手術	1.1
大規模な敗血症	1.5
高度熱傷	1.95

★BMI：body mass index(体格)のこと。第9章も参照

てすでに肥満になっているので，減食と身体活動量の増加を心がけて標準値内に入るように指導する。さらに，BMIが標準値内であったとしても，血中の血糖や脂質，さらに血圧などが高値であれば，BMIの下限値を目標にして適正な減量を行うことになる★。標準範囲内でも1～2カ月にわたり体重が増加傾向ならエネルギーバランスがプラス状態，減少傾向ならマイナス状態にあると考える。

★高齢者の場合は注意が必要である。詳細は第5章❺を参照

表4　目標とするBMIの範囲（18歳以上）[1,2]

年齢（歳）	目標とするBMI（kg/m²）
18～49	18.5～24.9
50～64	20.0～24.9
65～74[3]	21.5～24.9
75以上[3]	21.5～24.9

※1 男女共通。あくまでも参考として使用すべきである
※2 観察疫学研究において報告された総死亡率が最も低かったBMIをもとに，疾患別の発症率とBMIの関連，死因とBMIとの関連，喫煙や疾患の合併によるBMIや死亡リスクへの影響，日本人のBMIの実態に配慮し，総合的に判断し目標とする範囲を設定
※3 高齢者では，フレイルの予防及び生活習慣病の発症予防の両者に配慮する必要があることも踏まえ，当面目標とするBMIの範囲を21.5～24.9 kg/m²とした
「日本人の食事摂取基準（2020年版）」（厚生労働省「日本人の食事摂取基準」策定検討会報告書）より引用

第5章

ライフステージと栄養

　人間は，ライフステージごとに生理的特徴があり，それぞれの特徴に沿った栄養が必要になる。妊娠期，授乳期，さらに新生児，乳児，幼児，学童を対象とした発育期，思春期，青年期，成人期，そして高齢期と，人間は生まれて死ぬまで変化し続け，発病しやすい病気も異なっている。このような変化と特徴に適正に対応する栄養が，一生にわたって健康が維持できる原点となる

① 妊娠期，授乳期

⚊ 母性の特質

女性は，妊娠，出産，授乳により心身が著しく変化する。この間，食事の嗜好，食欲，消化，吸収，さらに代謝が変化し，精神的ストレスも増大するので，栄養，食事への特別な配慮が必要になる。

Ａ 性周期

女性の卵巣や子宮は，成熟すると約28日を1周期として変化し，この変化を**性周期**（月経周期）という。性周期は，卵巣から分泌される**卵胞ホルモン（エストロゲン）**と**黄体ホルモン（プロゲステロン）**の規則的変化によって行われている（図1）。卵胞刺激ホルモンが下垂体前葉から分泌され，未熟な卵胞を発育成熟させ，エストロゲンを分泌させて子宮内膜の増殖を促す。一方，卵胞刺激ホルモンの分泌が抑制され，黄体形成ホルモンの分泌が促進し，この比率が一定のレベルに達すると，**排卵**

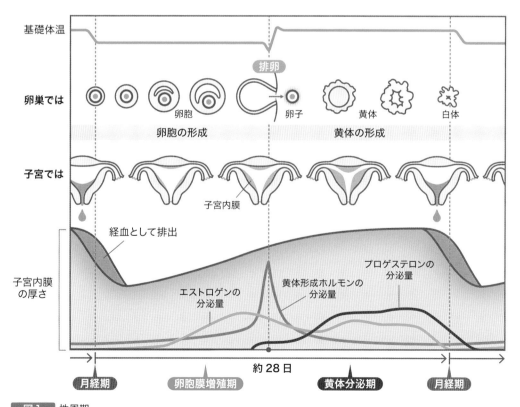

図1 性周期

が起こる。排卵後は，卵胞膜が増殖して黄体がつくられてプロゲステロンとエストロゲンが分泌される。プロゲステロンは，子宮内膜を肥厚充血させて分泌をさかんにし，受精した卵子が着床しやすくする。受精しない場合，黄体は吸収されてプロゲステロンは分泌されなくなり，子宮内膜は壊れて**月経**となる。

このような性周期により基礎体温が変化するため，体温測定によって周期の状態を知ることができる。つまり，月経期や卵胞膜の増殖期には低温相となり，黄体分泌期には高温相になる。

B 受精と着床

受精とは，卵子と精子が結合することをいう（図2）。女性の腔内に射精された精子の大部分は，腔内が酸性のために死滅するが，一部が子宮を通って卵管上部で卵子と結合する。受精が完了すると，卵子周辺に卵黄膜が形成されて，他の精子の侵入を防ぎ，**受精卵**となる。受精卵は，細胞分裂をくり返しながら子宮腔に下りてくる。

子宮壁の一定部位に受精卵が定着し，胚の発育の準備をはじめる現象を**着床**，受精卵の着床をもって**受胎**といい，この受胎をもって**妊娠**の開

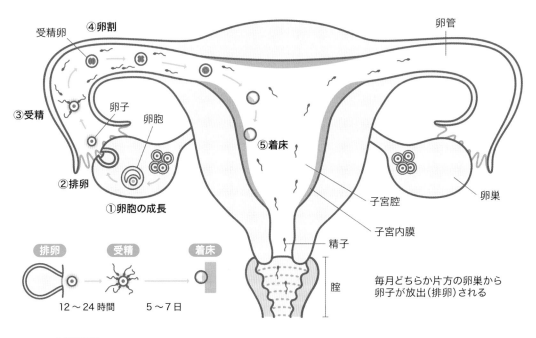

図2 受精から着床

始となる。受精後5〜7日頃に子宮内膜に入り，細胞分裂を続けること
になる。

C 母体と胎児の生理

妊娠期間とは，妊娠前の最終月経の第1日目から数えて280日（40週，
10カ月）である。妊娠すると胎児が発育し，母体は著しく変化する。妊
娠終了時までに子宮が約20倍，卵巣が1.5倍，乳房は約2〜3倍になる。
血液量は，妊娠12週頃より著明に増大し，妊娠末期には20〜30％増大
する。妊娠末期には，組織間隙に多量の水分が貯留し，皮下組織には約
3kgの脂肪が貯蔵する。母体の心臓，肝臓，腎臓などの代謝は亢進して
基礎代謝量は増大する。

着床した受精卵は約280日間で，約3kgの胎児になる。この発育に必
要な栄養素や酸素は，子宮内で，胎盤，臍帯を通して母体から供給され
る。胎児には，母体と胎児のつながりを円滑にし，胎児の発育を保護す
るいくつかの器官（胎児付属物）がある（図3）。

①**卵膜**：胎児を包んでいる膜で，**脱落膜，絨毛膜，羊膜**の3層からなり，
　胎児を物理的・化学的影響，さらに細菌感染から防いでいる。

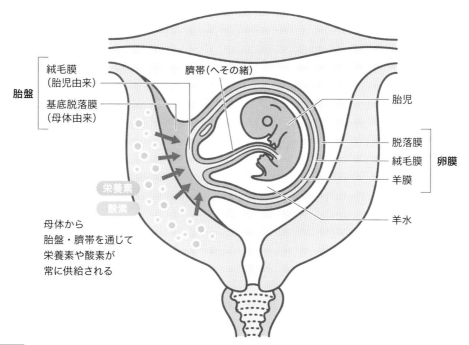

図3 胎児の発育を支える器官

②胎盤：母体由来の**基底脱落膜**と胎児由来の**絨毛膜**とから構成されている。胎児は，胎盤を通して，母体から酸素や栄養素をとり入れ，不要なものを母体に戻している。胎盤は，胎児の発育や母体の健康を維持するために，種々の物質代謝や内分泌機能を果たしている。

③臍帯：胎児と胎盤を結ぶ臓器であり，直径約1 cm，長さ50〜60 cmのひも状のものである。胎盤から酸素や栄養素を胎児に送る動脈血が流れる**臍帯静脈**と，胎児からの二酸化炭素や老廃物を母体血に排出する静脈血が流れる**臍帯動脈**の2本からなる。

④羊水：卵膜の中に満たされている塩類溶液をいう。羊水は，胎児と子宮間の衝撃を少なくし，一定の温度を保っている。分娩時には，卵胞を形成して産道を拡大し，卵膜が破れて破水することで産道を滑らかにする。

D 産褥期，授乳期

分娩後の産褥期，授乳期には，妊娠中に母体を維持し，胎児を発育させるために変化した臓器は，元の非妊娠時に戻る。また，分娩時には血液が約300 mL失われるため血液の修復も行われる。さらに，2〜3日目から乳汁の分泌も開始される。

② 妊娠と栄養

A 妊娠と栄養

妊娠すると，母体や胎児の健康を維持するために，エネルギーや栄養素の必要量は増大する。妊娠に必要なエネルギーの総量は，約8万kcalであり，そのうち約3万6,000 kcalは脂肪の蓄積に使われる。この脂肪は母体に蓄えられ，胎児へ供給するエネルギーの予備と出産後の乳汁に活用される。妊娠の体重増加は約9 kgが好ましい（表1）。そのために，妊娠中期の妊婦はエネルギー摂取量を1日に250 kcal増加させる必要があり，例えば，18〜29歳の女性は，推定エネルギー必要量が2,000 kcalなので，妊娠すると2,250 kcalの摂取量が必要になる。タンパク質において，妊娠中期の妊婦は5 g付加する必要があり，例えば，20歳の女性は，タンパク質の推奨量が50 gなので，妊婦は55 gを摂取する必要がある。その他，ビタミン，ミネラルについてもそれぞれ付加が必要になる（表2）。

表1 妊娠中体重増加の目安例

胎　　児	2.5〜3.5 kg
胎　　盤	0.5 kg
羊　　水	0.3〜0.5 kg
子　　宮	1.0 kg
母体血液	1.5〜2.0 kg
脂肪等蓄積	3.0〜4.0 kg
合　　計	約9.0〜12.0 kg

※妊娠前が標準的な体格の場合
「栄養科学イラストレイテッド　応用栄養学」（栢下　淳，上西一弘／編），羊土社，2014より引用

表2 妊婦の食事摂取基準（再掲）

エネルギー		推定エネルギー必要量[1, 2]			
エネルギー（kcal/日）	（初期）	＋50			
	（中期）	＋250			
	（後期）	＋450			

栄養素			推定平均必要量[3]	推奨量[3]	目安量	目標量
タンパク質（g/日）		（初期）	＋0	＋0	—	—
		（中期）	＋5	＋5	—	—
		（後期）	＋20	＋20	—	—
（%エネルギー）		（初期）	—	—	—	13〜20[4]
		（中期）	—	—	—	13〜20[4]
		（後期）	—	—	—	15〜20[4]
脂質	脂質	（%エネルギー）	—	—	—	20〜30[4]
	飽和脂肪酸	（%エネルギー）	—	—	—	7 以下[4]
	n-6 系脂肪酸	（g/日）	—	—	9	—
	n-3 系脂肪酸	（g/日）	—	—	1.6	—
炭水化物	炭水化物	（%エネルギー）	—	—	—	50〜65[4]
	食物繊維	（g/日）	—	—	—	18 以上
ビタミン	脂溶性	ビタミンA（μgRAE/日）[5]（初期・中期）	＋0	＋0	—	—
		（後期）	＋60	＋80	—	—
		ビタミンD （μg/日）	—	—	8.5	—
		ビタミンE （mg/日）[6]	—	—	6.5	—
		ビタミンK （μg/日）	—	—	150	—
	水溶性	ビタミンB1 （mg/日）	＋0.2	＋0.2	—	—
		ビタミンB2 （mg/日）	＋0.2	＋0.3	—	—
		ナイアシン （mgNE/日）	＋0	＋0	—	—
		ビタミンB6 （mg/日）	＋0.2	＋0.2	—	—
		ビタミンB12 （μg/日）	＋0.3	＋0.4	—	—
		葉酸 （μg/日）[7, 8]	＋200	＋240	—	—
		パントテン酸 （mg/日）	—	—	5	—
		ビオチン （μg/日）	—	—	50	—
		ビタミンC （mg/日）	＋10	＋10	—	—
ミネラル	多量	ナトリウム （mg/日）	600	—	—	—
		（食塩相当量）（g/日）	1.5	—	—	6.5 未満
		カリウム （mg/日）	—	—	2,000	2,600 以上
		カルシウム （mg/日）	＋0	＋0	—	—
		マグネシウム （mg/日）	＋30	＋40	—	—
		リン （mg/日）	—	—	800	—
	微量	鉄（mg/日） （初期）	＋2.0	＋2.5	—	—
		（中期・後期）	＋8.0	＋9.5	—	—
		亜鉛 （mg/日）	＋1	＋2	—	—
		銅 （mg/日）	＋0.1	＋0.1	—	—
		マンガン （mg/日）	—	—	3.5	—
		ヨウ素 （μg/日）[9]	＋75	＋110	—	—
		セレン （μg/日）	＋5	＋5	—	—
		クロム （μg/日）	—	—	10	—
		モリブデン （μg/日）	＋0	＋0	—	—

※1 エネルギーの項の参考表に示した付加量である
※2 妊婦個々の体格や妊娠中の体重増加量及び胎児の発育状況の評価を行うことが必要である
※3 ナトリウム（食塩相当量）を除き，付加量である
※4 範囲に関しては，おおむねの値を示したものであり，弾力的に運用すること
※5 プロビタミンA カロテノイドを含む
※6 α–トコフェロールについて算定した．α–トコフェロール以外のビタミンE は含んでいない
※7 妊娠を計画している女性，妊娠の可能性がある女性及び妊娠初期の妊婦は，胎児の神経管閉鎖障害のリスク低減のために，通常の食品以外の食品に含まれる葉酸（狭義の葉酸）を 400 μg/日摂取することが望まれる
※8 付加量は，中期及び後期にのみ設定した
※9 妊婦及び授乳婦の耐容上限量は，2,000 μg/日とした
「日本人の食事摂取基準（2020 年版）」（厚生労働省「日本人の食事摂取基準」策定検討会報告書）より引用

①**妊娠悪阻**：妊娠1〜2カ月頃，**つわり**により悪心，嘔吐，食欲不振がみられる。つわりは，一般には短期間で消失するが，悪化して，脱水症，アシドーシス*，中枢神経障害が起こることを妊娠悪阻という。軽度なつわりでは，悪心が起こりやすい食べものを避ける程度で問題はないが，妊娠悪阻の場合は，輸液などの治療が必要になる。

②**妊娠高血圧症候群**：妊産婦死亡原因の1位であり，妊娠後期に高血圧とタンパク尿が出現する。減塩とタンパク質の制限が必要になる。

③**貧血**：妊娠すると一般に貧血傾向になり，その多くが**鉄欠乏性貧血**である。鉄含有量の多い動物性食品を摂ることが必要であり，非妊娠時から鉄不足にならないように気をつけることが重要である。

★アシドーシス：酸塩基平衡を酸性側にしようとする状態のこと。塩基性側にしようとする状態はアルカローシスとよぶ

3 授乳と栄養

授乳婦の母乳分泌量は，1日に平均750 mLであるので，これをつくり出すために，エネルギーを350 kcal，タンパク質を20 g程度増大させることが推奨されている。また，ビタミン，ミネラルの必要量も増大するので，栄養素全体が不足しないように気をつけることが重要になる（表3）。

❷ 発育期

発育期には，**新生児期，乳児期，幼児期，学童期**がある（表4）。

発育期は，"基本的な生命活動"のために必要な栄養を補給するのに加えて，"発育"のために必要な栄養を摂る必要がある。発育速度は，発育期を通して一定ではなく，個人によっても一様ではない。この期間は，心身ともに大人へと成長する過程であると同時に，生涯にわたって健康に影響を及ぼす生活習慣の形成期にある（付表2参照）。

1 発育期の生理

A 新生児期

出生直後の新生児のエネルギー消費量は少ないが，生後1週間経つと

表4 人間発達期の区分

区分		年齢
発育期	新生児期	生後28日以内
	乳児期	生後1年未満
	幼児期	1〜6歳
	学童期	6〜12歳
思春期※・青年期		12〜25歳
成人期		20〜60歳
高齢期		65歳以上

※個人差はあるが女子は10歳から，男子は12歳から思春期とよばれる

表3 授乳婦の食事摂取基準（再掲）

エネルギー		推定エネルギー必要量[1]			
エネルギー	(kcal/日)	＋350			
栄養素		推定平均必要量[2]	推奨量[2]	目安量	目標量
タンパク質	(g/日)	＋15	＋20	―	
	(％ エネルギー)				15～20[3]
脂質	脂質　(％ エネルギー)	―	―	―	20～30[3]
	飽和脂肪酸　(％ エネルギー)	―	―	―	7 以下[3]
	n-6 系脂肪酸　(g/日)	―	―	10	―
	n-3 系脂肪酸　(g/日)	―	―	1.8	―
炭水化物	炭水化物　(％ エネルギー)	―	―	―	50～65[3]
	食物繊維　(g/日)				18 以上
ビタミン	脂溶性　ビタミンA　(μgRAE/日)[4]	＋300	＋450	―	―
	ビタミンD　(μg/日)	―	―	8.5	―
	ビタミンE　(mg/日)[5]	―	―	7.0	―
	ビタミンK　(μg/日)	―	―	150	―
	水溶性　ビタミンB1　(mg/日)	＋0.2	＋0.2	―	―
	ビタミンB2　(mg/日)	＋0.5	＋0.6	―	―
	ナイアシン　(mgNE/日)	＋3	＋3	―	―
	ビタミンB6　(mg/日)	＋0.3	＋0.3	―	―
	ビタミンB12　(μg/日)	＋0.7	＋0.8	―	―
	葉酸　(μg/日)	＋80	＋100	―	―
	パントテン酸　(mg/日)	―	―	6	―
	ビオチン　(μg/日)	―	―	50	―
	ビタミンC　(mg/日)	＋40	＋45	―	―
ミネラル	多量　ナトリウム　(mg/日)	600	―	―	―
	（食塩相当量）　(g/日)	1.5	―	―	6.5 未満
	カリウム　(mg/日)	―	―	2,200	2,600 以上
	カルシウム　(mg/日)	＋0	＋0	―	―
	マグネシウム　(mg/日)	＋0	＋0	―	―
	リン　(mg/日)	―	―	800	―
	微量　鉄　(mg/日)	＋2.0	＋2.5	―	―
	亜鉛　(mg/日)	＋3	＋4	―	―
	銅　(mg/日)	＋0.5	＋0.6	―	―
	マンガン　(mg/日)	―	―	3.5	―
	ヨウ素　(μg/日)[6]	＋100	＋140	―	―
	セレン　(μg/日)	＋15	＋20	―	―
	クロム　(μg/日)	―	―	10	―
	モリブデン　(μg/日)	＋3	＋3	―	―

※1　エネルギーの項の参考表に示した付加量である
※2　ナトリウム（食塩相当量）を除き，付加量である
※3　範囲に関しては，おおむねの値を示したものであり，弾力的に運用すること
※4　プロビタミンA カロテノイドを含む
※5　α-トコフェロールについて算定した．α-トコフェロール以外のビタミンE は含んでいない
※6　妊婦及び授乳婦の耐容上限量は，2,000 μg/日とした
「日本人の食事摂取基準（2020年版）」（厚生労働省「日本人の食事摂取基準」策定検討会報告書）より引用

表5 各時期における乳汁と離乳食の量的バランス

◌：間食　○：乳　●：食事

時刻	5，6カ月頃		7，8カ月頃		9〜11カ月頃			12〜18カ月ごろ
午前6時	○	○	○	○	○	朝食	●	●
10時	◒	◒	◓	◓	◓	10時	◌	◌
午後2時	○	○	○	○	○	昼食	●	●
6時	○	◒	◓	◓	◓	3時	◖	◖
10時	○	○	○	○	○	夕食	●	●
						10時	○	○（点線）

「子どもの食と栄養」（水野清子，他／編著），診断と治療社，2012より引用

1日に必要なエネルギー摂取量は約120 kcalになり，その後徐々に増加する。母乳の分泌量も最初は少ないが，1週間すると120〜150 mL/kgになり，新生児の要求量をほぼ満たせるようになる。この間のエネルギーの不足分は，体脂肪で補う。新生児では，少糖類，タンパク質，脂肪は比較的よく消化・吸収されるが，アミラーゼの分泌量が少ないのででんぷんの消化は容易ではない。新生児は，腎臓での尿の濃縮能力が弱く，体外への水分排出量が多くなるので，それだけ多くの水分が必要になり，不足すれば脱水状態に陥りやすくなる。人工乳（後述）のタンパク質や電解質は，濃くなり過ぎないように注意する必要がある。

B 乳児期

乳児期は発育速度が最も速く，体重あたりの各栄養素の消費量は著しく高い。水分や食事を本能的に摂取する能力は生後2カ月頃には完成するが，自分の欲求を表現する能力はまだ十分ではない。栄養の消化・吸収の能力も低いので，授乳の回数は，生後1〜2カ月では6〜7回，生後2カ月を過ぎれば5〜6回，生後3カ月を過ぎても5回は必要である。生後5〜6カ月を過ぎると離乳期に入り，でんぷんの消化・吸収能力も向上してくる。しかし，咀嚼や飲み込む能力はまだ不十分であり，乳以外の食品の摂取は，流動性のある半固形から固形物へと段階を踏んで移行していく（表5，表6）。

C 幼児期

幼児期の身体は，著しい発育からしだいに安定した状態へと変化する。乳児期は体脂肪が多く，丸みをおびた体型であるが，幼児期になると体

表6　離乳食の進め方の目安

		離乳の開始 ━━━━━━━━━━━━━━━━━━━━→ 離乳の完了			
		以下に示す事項は，あくまでも目安であり，子どもの食欲や成長・発達の状況に応じて調整する			
A	月齢	離乳初期 生後5～6か月ごろ	離乳中期 生後7～8か月ごろ	離乳後期 生後9～11か月ごろ	離乳完了期 生後12～18か月ごろ
B	食べ方の目安	●子どもの様子を見ながら，一日1回1さじずつはじめる ●母乳やミルクは飲みたいだけ与える	●一日2回食で，食事のリズムをつけていく ●いろいろな味や舌ざわりを楽しめるように食品の種類を増やしていく	●食事リズムを大切に，一日3回食に進めていく ●共食を通じて食の楽しい体験を積み重ねる	●一日3回の食事リズムを大切に，生活リズムを整える ●手づかみ食べにより，自分で食べる楽しみを増やす
C	調理形態	なめらかにすりつぶした状態	舌でつぶせる固さ	歯ぐきでつぶせる固さ	歯ぐきでかめる固さ
D	1回当たりの目安量				
	Ⅰ 穀類 (g)	つぶしがゆから始める．すりつぶした野菜なども試してみる．慣れてきたら，つぶした豆腐・白身魚・卵黄などを試してみる	全がゆ 50～80	全がゆ 90 ～軟飯 80	軟飯 90～ ご飯 80
	Ⅱ 野菜・果物 (g)		20～30	30～40	40～50
	Ⅲ 魚 (g)		10～15	15	15～20
	または肉 (g)		10～15	15	15～20
	または豆腐 (g)		30～40	45	50～55
	または卵 (個)		卵黄1～全卵1/3	全卵1/2	全卵1/2～2/3
	または乳製品 (g)		50～70	80	100

E　食品の種類と組み合わせ

●離乳の開始は，おかゆ（米）からはじめる．新しい食品をはじめるときには離乳食用のスプーンで1さじずつ与え，子どもの様子をみながら量を増やしていく．慣れてきたらじゃがいもや人参などの野菜，果物，さらに慣れたら豆腐や白身魚，固ゆでした卵黄など，種類を増やしていく

●離乳が進むにつれ，魚は白身魚から赤身魚，青皮魚へ，卵は卵黄から全卵へと進めていく．食べやすく調理した脂肪の少ない肉類，豆類，各種野菜，海藻と種類を増やしていく．脂肪の多い肉類は少し遅らせる．野菜類には緑黄色野菜も用いる．ヨーグルト，塩分や脂肪の少ないチーズも用いてよい．牛乳を飲用として与える場合は，鉄欠乏性貧血の予防の観点から，1歳を過ぎてからが望ましい

●離乳食に慣れ，一日2回食に進むころには，穀類（主食），野菜（副菜）・果物，たんぱく質性食品（主菜）を組み合わせた食事とする．また，家族の食事から調味する前のものを取り分けたり，薄味のものを適宜取り入れたりして，食品の種類や調理方法が多様となるような食事内容とする

●母乳育児の場合，生後6か月の時点で，ヘモグロビン濃度が低く，鉄欠乏を生じやすいとの報告がある．また，ビタミンD欠乏の指摘もあることから，母乳育児を行っている場合は，適切な時期に離乳を開始し，鉄やビタミンDの供給源となる食品を積極的に摂取するなど，進行を踏まえてそれらの食品を意識的に取り入れることが重要である

●フォローアップミルクは母乳代替食品ではなく，離乳が順調に進んでいる場合は，摂取する必要はない．離乳が順調に進まず鉄欠乏のリスクが高い場合や，適当な体重増加がみられない場合には，医師に相談したうえで，必要に応じてフォローアップミルクを活用することなどを検討する

F　調理形態，調理方法

●食品は，子どもが口の中で押しつぶせるように十分な硬さになるよう加熱調理をする．はじめは「つぶしがゆ」とし，慣れてきたら粗つぶし，つぶさないままへと進め，軟飯へと移行する．野菜類やたんぱく質性食品などは，はじめはなめらかに調理し，次第に粗くしていく．離乳中期頃になると，つぶした食べ物をひとまとめにする動きを覚えはじめるので，飲み込みやすいようにとろみをつける工夫も必要になる

●調味について，離乳の開始時期は，調味料は必要ない．離乳の進行に応じて，食塩，砂糖など調味料を使用する場合は，それぞれの食品のもつ味を生かしながら，薄味でおいしく調理する．油脂類も少量の使用とする

「栄養科学イラストレイテッド　応用栄養学　改訂第2版」（栢下　淳，上西一弘／編），羊土社，2020より引用（厚生労働省「授乳・離乳の支援ガイド」，2019を参考に作成したもの）

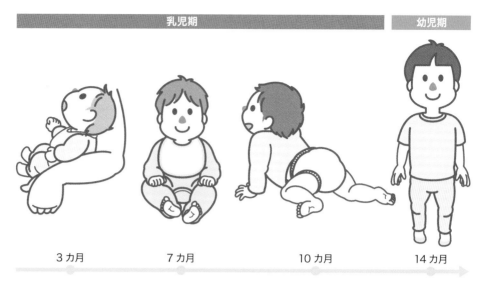

乳児期			幼児期

3カ月　　　　7カ月　　　　10カ月　　　　14カ月

図4　乳児期から幼児期への体の変化

脂肪は減少し，骨格や筋肉の発達に伴って身長と手足が伸びて体型は細長になり，運動機能が発達する。これによって，出生後3カ月で首が座り，7カ月で独り座りができ，10カ月で這うことができ，14カ月で独り立ちができるようになる（図4）。

　幼児期は咀嚼・嚥下能力が向上し，摂取できる食品数も増加し，食習慣が形成されてくる時期でもある。適正な栄養素の摂取ができるように，食事に対して，好き嫌いがなく，規則性があり，食事のおいしさや楽しさを感じられるように学習させる時期でもある。食事は，朝，昼，夕の食事と2回の間食が必要になる★。

★胃が小さいため複数
回に分けた食事を摂
る必要がある

D｜学童期

　6〜12歳の小学生の年代は**学童期**といわれ，身体の器官や臓器が発達して，徐々に大人に移行する時期である。6歳を過ぎると，成人とほぼ同じに食物を消化・吸収できるようになる。男児で13〜15歳，女児で11〜13歳頃に，身長と体重が急速に増大する。

2 発育期の栄養

A｜新生児・乳児の栄養

①**母乳**：分娩直後の2〜3日は母乳の分泌量は少ないが，乳児の吸乳の

刺激によって3～4日後から急速に増大し，10～14日後には母乳のみで乳児の必要量を満たせるようになる。出産後の数日間の乳汁を**初乳**という。初乳は黄色をおびて，成熟乳よりタンパク質，特にラクトアルブミン，ラクトグロブリン，ミネラルが多く，脂肪は少ない。10日以降になると乳汁の組成が安定し，多くの脂肪球が存在した**成熟乳**になる。初乳から成熟乳までの乳汁を**移行乳**という。母乳中には，抗菌作用を有する各種の免疫グロブリン（抗体）が存在している。出生後の2～3日は，母子ともに慣れていないので，5～10分間ずつ母子が疲れない程度で授乳を実施する。生後10日を過ぎると授乳は10分前後ですむようになり，乳児の要求に合わせて飲ませていく。

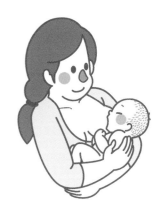

②**人工乳**：母乳の替わりに乳児に与える牛乳・乳製品をいう。牛乳は人乳に比べて，タンパク質とミネラルが多くラクトースが少ない。特に牛乳にはカゼインが人乳の約6倍含まれ，カルシウムは約4倍，リンは約7倍含まれている。また，牛乳は胃の中で凝固した場合の塊が大きく，消化に時間を要する。このような牛乳の問題点を解決して，人乳に近い組成の乳汁にしたのが育児用乳製品であり**調製粉乳**といわれる。調製粉乳の改善により，人工乳でも正しく使用すれば母乳栄養に劣らない発育が可能だが，母体由来の免疫グロブリンが摂取できないため感染症に対する抵抗力が低くなるとの意見もある。災害時などでも利用できる液体ミルクもある。

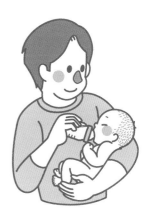

③**混合栄養**：母乳と人工乳を併用して乳児を育てることである。例えば，母乳の分泌量を多くする努力をしても乳児の発育が悪い場合や母親の社会活動のために授乳時間がとれない場合は，授乳回数の何回かを人工乳で代用することもできる。

④**離乳**：離乳の開始は生後5～6カ月，あるいは乳児の体重が7 kgを超えたときが適当である。離乳食を進める目安を国が定めているので，この流れを参考に進めて，摂取エネルギーの3分の2以上を乳汁以外のものから摂れるようになれば，離乳が終わる（表6）。この時期は，およそ満1歳である。離乳が終了し，人工乳を中止したとしても，種々の栄養素を補給するために牛乳は飲んだほうがよい。

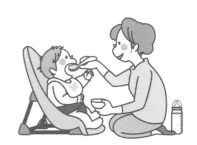

B 新生児・乳児の栄養障害

①下痢：腸管感染，食物アレルギー，あるいは不適正な食物の摂取などで下痢をすることがある。下痢の状態をみて，粉乳の希釈や離乳食の中止をするが，水分の補給は継続的に行う。母乳栄養児は，しばしば下痢をするが，きげんがよく，食欲があれば，心配なく，母乳を続けてもよい。

②便秘：母乳不足，不適正な調乳，離乳スケジュールの遅れなどで便秘を起こすことがある。適正な授乳に改善すると同時に，発酵性の食品や果汁を与えて様子をみる。肛門括約筋を刺激すれば排便をみることがあり，浣腸や下剤はしないのが原則である。

③食物アレルギー：喘息，湿疹，蕁麻疹，嘔吐，下痢，腹痛などがみられる。医療機関でアレルギーの原因となるアレルゲン食品を特定し，その食品を回避することが必要である。代表的なアレルゲン食品には，牛乳，卵，大豆，魚介類，肉類，穀物などがある（⇒第7章）。

④乳糖不耐症：ラクトース分解酵素の不足や不活性によりラクトースが分解できず発症する。下痢，嘔吐，痩せが主症状で，便は水様，酸性，発酵性になる。対応としては，乳糖除去乳に変換する。

C 幼児の栄養

　幼児になると成人とほぼ同じものを食べるようになり，家庭の食事の影響を受けながら個人の食習慣が形成される。現在，日本人の食事は，豊かな食環境のなかでそれぞれの家庭がもつ食習慣に，地域，経済，さらにマスコミからの情報の影響を受けながら多様な食生活が行われているため，この時期の食事は重要な意味をもつ。

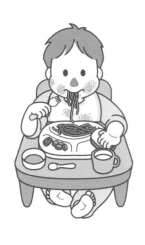

①幼児の食事：一般に幼児の食事では，成長期に必要なタンパク質，カルシウム，鉄，各種ビタミンが不足する傾向にある。1～2歳は，咀嚼能力が未発達のために軟食を中心にした食事になる。ご飯は軟らかくし，麺類，パン，ビスケットなどを主食とし，主菜は軟らかい肉，ひき肉，レバー，脂肪の少ない魚，卵，チーズなどを加熱調理する。野菜類，いも類も煮浸たしや煮たものにする。

②幼児期の食事の与え方：一方，幼児期は自我が発達する時期でもあり，1歳半～3歳までは特定の食べものや食器に執着し，食欲や嗜好にも

ムラがあるが，3歳を過ぎると安定してくる。肉体的にも精神的にも発達する時期なので，いろいろな食品を食べさせ，楽しい雰囲気で食べる習慣をつけることが大切である。1日3回の食事では成長期の栄養量を満たすことができないので，午前と午後におやつとして間食を与える。1回のおやつは，1日の摂取エネルギーの20％として，甘いものや，油っぽい菓子類に偏らないで，しかも次の食事に影響が出ないように消化・吸収のよいものとする。

D 幼児の栄養障害

①**肥満**：幼児期の肥満は，その後の成人肥満，生活習慣病につながる可能性があるので注意が必要である。しかも，成長期の肥満は脂肪細胞数の増加が伴い，肥満治療における減食に反応性が悪い難治性の肥満につながる危険性がある。

②**栄養失調症**：この時期の低栄養障害にはタンパク質・エネルギー欠乏症があり，特にタンパク質が欠乏する**クワシオルコル**（⇒第7章❷）と，エネルギーが欠乏する**マラスムス**に大別される。著しい偏食によるビタミン・ミネラル欠乏症もみられる。

E 学童期の栄養

　学童期は，骨や筋肉の発達が著しいので，良質なタンパク質やカルシウムが必要になる。アミノ酸価が高い良質なタンパク質源は，肉類，魚介類，卵類，牛乳・乳製品であり，これらを積極的に摂取するようにする。砂糖の過剰摂取は虫歯，肥満，糖尿病，食塩の過剰摂取は高血圧の誘因になるので，この時期から甘い菓子類を控えめにしたり，薄味の料理を摂るようにしたりといったことを習慣化する教育が重要になる。

　小学校ではほぼ100％の学校が学校給食を実施し，近年，中学校にも約80％実施されて年々，拡大しつつある。学校給食摂取基準は表7を参照されたい。学校給食は，家庭での食事を栄養補給の観点から補完すると同時に，食事の意義，作法，さらに食べ方を学習する。特に，栄養教諭による食育は，学童に対する効果的な栄養教育になっている。

F 学童期の栄養障害

　思春期，青年期の項目にて後述する。

表7 児童または生徒1人1回あたりの学校給食摂取基準

区分	基準値			
	児童（6～7歳）の場合	児童（8～9歳）の場合	児童（10～11歳）の場合	生徒（12～14歳）の場合
エネルギー（kcal）	530	640	750	820
タンパク質（g）範囲※1	20 16～26	24 18～32	28 22～38	30 25～40
脂質（%）	学校給食による摂取エネルギー全体の25%～30%			
ナトリウム（食塩相当量）（g）	2未満	2.5未満	2.5未満	3未満
カルシウム（mg）	300	350	400	450
鉄（mg）	2	3	4	4
ビタミンA（μgRE）	150	170	200	300
ビタミンB1（mg）	0.3	0.4	0.5	0.5
ビタミンB2（mg）	0.4	0.4	0.5	0.6
ビタミンC（mg）	20	20	25	35
食物繊維（g）	4	5	6	6.5

（注）
1. 表に掲げるものの他，次に掲げるものについてもそれぞれ示した摂取について配慮すること
マグネシウム…児童（6～7歳）70 mg，児童（8～9歳）80 mg，児童（10～11歳）110 mg，生徒（12～14歳）140 mg
亜鉛…児童（6～7歳）2 mg，児童（8～9歳）2 mg，児童（10～11歳）3 mg，生徒（12～14歳）3 mg
2. この摂取基準は，全国的な平均値を示したものであるから，適用に当たっては，個々の健康および生活活動などの実態ならびに地域の実情などに十分配慮し，弾力的に運用すること
※1　範囲…示した値の内に納めることが望ましい範囲
平成25年文部科学省告示第10号「学校給食実施基準」より引用

③ 思春期，青年期

中学生になると発達に個人差が生じるようになり，高校生の発達は最終段階になる。個人差はあるが，女子では10歳から，男子では12歳から**思春期**とよばれ，第二次性徴の発現する時期である。それ以降，25歳くらいまでを**青年期**とよんでいる。

① 思春期，青年期の生理

新生児，乳児に比べて，幼児，学童期になると身長の伸びが緩やかになる。しかし，思春期になると急激に背が伸びて，男子では17～18歳，

女子では14〜15歳で停止するが，それに引き続いて第二次性徴が出現する。心臓，肺，筋肉などの臓器が発達し，体重，胸囲が増大する。男子は筋肉質になり，性器が発達し，声変わりが起こり，女子は10〜12歳で初潮がはじまり，月経周期に伴って皮下脂肪が増大し，乳房が発達して女性らしい体型になる。

② 思春期，青年期の栄養

A 思春期，青年期の栄養

人間の成長過程で，身体的にも精神的にも，最も大きく変化し，主体的になるのが思春期であり，この時期の栄養や食事内容は重要な意味をもつ。エネルギー，タンパク質，ビタミン，ミネラル，食物繊維が不足せず，糖質，脂肪，食塩を摂り過ぎない習慣をつけることが大切である。また，中学生，高校生，大学生になると，生活が多様化し，複雑になり，外食が多くなる。食事は不規則になり，孤食，減食，過食，欠食，夜食などの機会が多くなり，食事内容が偏るので，食事のリズムが不規則にならないように注意することが必要である。

この期間は，一般に生活が活動的になり身体活動量が増大するので，その変化に対応するようにエネルギーや各種栄養素を積極的に摂取する必要がある。特に，運動部に所属してスポーツに親しんでいる者やアスリートをめざす者は，栄養や食事に関する課題が競技内容により異なるので，スポーツ栄養学を特別に学ぶことが必要になる。

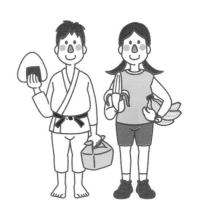

B 学童期，思春期，青年期の栄養における問題

①偏食：食品や調理法に著しく偏りがあり，健康や成長に影響を与えることをいう。一般には，家族や友人，知人の食事の影響で食べものに好き嫌いが生じることが原因になることが多いが，家庭や地域の伝統的な食習慣，あるいは食品の供給状態により偏食が生じることがある。学童に対して，何でも，好き嫌いなく食べることを教育すると同時に，家族が偏食しないように，調理法や味つけを工夫し，間食での菓子類の摂取を控えて，食事時に空腹感が生じて食欲が出るようにする。

②食欲不振：食事全体への食欲が低下することをいい，一部の食べものが食べられない偏食とは異なる。食欲不振の場合，親子・兄弟・姉妹

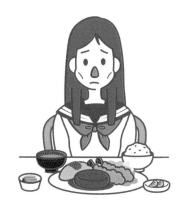

関係，交友関係，成績不振などが原因になっていることもあり，これらの原因を早期に見つけることも大切である。食欲不振が，著しく病的状態になるのが**神経性食欲不振症**で，思春期の女子に多くみられる。神経性食欲不振症は，痩せ願望が強く，拒食，無月経，浮腫，便秘，活動性がみられ，原因には，親子・兄弟・姉妹の人間関係，環境，精神発達の未成熟などがあり，個人差が大きい。著しい低栄養状態にあり，痩せ願望とダイエットに関する強い関心をもっているので，専門家による栄養指導が必要であり，家族を含めての精神・心理療法も必要である。

④ 成人期

1 成人

わが国では法律によって20歳以上を**成人**と定めている。本書では20〜60歳くらいまでの人々を**成人期**とよぶ。

一般に20歳になると心身の成長は完成して安定期に入り，社会活動が活発になり，自立し，結婚し，出産や育児がはじまる。健康状態は，しばらく安定しているが身体の諸活動は徐々に低下しはじめ，50歳前後には**更年期**を迎える。女性の場合，卵巣機能が低下し，種々の症状が出現し，閉経が起こり，男性も更年期症状を起こすことがある。更年期になると，身体の機能的低下と同時に精神的・心理的変化も起こり，いわゆる人生の節目を認識するようになる。この前後から，生活習慣病が発症するようになる。

2 成人期の栄養と生活習慣病

成人期の栄養状態は，比較的安定しているが，過剰栄養の一部としての肥満や**生活習慣病**が起こりやすくなる。生活習慣病とは，食事や活動など日常の生活習慣の偏りが誘因となり発症する疾患で，感染症のように原因となる病原菌が存在しない。具体的には，肥満症，動脈硬化，糖尿病，狭心症，心筋梗塞，高血圧症がある。

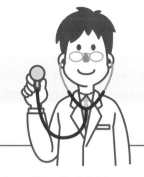

①**特定健診**　自治体などから通知や受診券の送付があり，
指定の医療機関や施設で健診を受ける。

②**保健指導の対象となる人のグループ分け**
健診・問診結果などを総合して，生活改善の必要性レベルが判定され，3つのグループに分けられる。

| 情報提供レベル | 動機付け支援レベル | 積極的支援レベル |

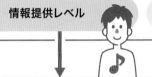

③**結果通知・情報提供など**

④**特定保健指導**
生活習慣の改善のため，
「動機付け支援」「積極的支援」
と判定された人は，保健指導を
受けることが推奨されている。

動機付け支援
受診者が自ら目標を立てて
生活習慣の改善を行えるよう
支援。

積極的支援
専門家がサポートし，
一定期間（3〜8カ月間）
継続した支援を行う。

図5　特定健診・特定保健指導
新潟県国民健康保険団体連合会：被保険者の皆様へ「特定健診・特定保険指導とは」を参考に作成

　生活習慣病を予防するために，メタボリックシンドローム対策として
特定健診・特定保健指導（図5）が展開されている。糖尿病，動脈硬化，
虚血性心疾患，脳卒中の予防のために，これらの危険因子となる内臓脂
肪，高血糖，高脂質，高血圧などを軽減するための生活習慣の改善が目
標にされている。例えば，脂質異常症に対しては，総エネルギー摂取量
が肥満の発症に関与し，肥満は各種の脂質異常症の誘因になるので，肥
満が存在する場合には第一に減量を行う。また，肥満の有無に関係なく，
高LDLコレステロール血症の場合は，飽和脂肪酸とコレステロールの摂
取量を減少させ，多価不飽和脂肪酸と水溶性食物繊維を増大させる。低
HDLコレステロール血症や，空腹時高トリグリセライド血症の場合は，
糖質を減少させることになり，高血圧の場合は，減塩によるナトリウム

の制限とカリウムの摂取量を増大させるために野菜類，果物類を多く摂るようにする。

⑤ 高齢期

1 高齢者

　年齢が高い人々を**高齢者**というが，年齢の定義にはさまざまある。わが国では，一般に65〜74歳を**前期高齢者**，75歳以上を**後期高齢者**という。

　加齢により，心身の状態は著しく変化し，一般に活動は低下して縮小傾向になる。各臓器や組織は十分に機能しなくなり，生理的抵抗力も低下して弱くなり，環境変化もあり，種々の病気になりやすく，治りにくく，慢性化しやすい傾向がある。

2 高齢者の生理

　加齢により，各種の生理機能は徐々に低下する（図6）。30歳のときを100％だとすると，70歳のときの基礎代謝率は約80％に，腎臓の糸球体ろ過率は約70％に，腎臓を流れる血漿量は約50％に，肺活量は約55％に，最大呼吸容量は約40％に低下する。尿量が減少して老廃物の排泄が悪くなり，尿の濃縮力も低下する。

　高齢者の身体的特徴は，各種組織や臓器，細胞の機能が減少し，内分泌系や神経系の機能やエネルギー代謝も低下し，筋力や持久力，調整力が低下する。高齢者は，介護を受ける割合が多くなる。日常の生活活動能力を知る指標として，**ADL**（**日常生活動作**，表8，表9）が広く用いられる。

3 高齢者の栄養

　高齢者の味覚・咀嚼・嚥下能力は低下し，各種栄養素の消化に関与する消化液や消化ホルモンの分泌も低下するので，栄養素の消化・吸収能力は低下する。食物全体の摂取量が減少し，エネルギー，タンパク質，ビタミン，ミネラル，食物繊維の摂取量が減少し，体重減少が起こり，

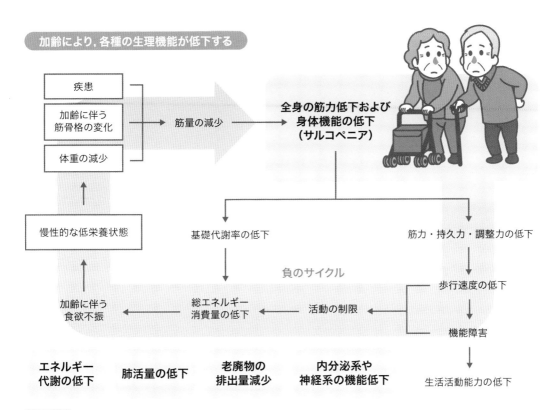

図6 加齢による生理機能低下のサイクル

表8 機能的自立度評価法（FIM）

セルフケア	食事 整容 清拭 更衣（上半身） 更衣（下半身） トイレ	**移動**	歩行，車椅子 階段
		コミュニケーション	理解（聴覚的・視覚的） 表出（言語的・非言語的）
排泄	排尿コントロール 排便コントロール	**社会認識**	社会的交流 問題解決 記憶
移乗	ベッド，椅子，車椅子 トイレ 浴槽・シャワー		

「栄養科学イラストレイテッド　応用栄養学」（栢下　淳，上西一弘／編），羊土社，2014より引用

表9 Barthel index

	日常の動作	点数	動作のレベル	評価点
1	食事	10	自立，自助具などの装着可，標準的時間内に食べ終える	
		5	部分介助（たとえば，おかずを切って細かくしてもらう）	
		0	全介助	
2	車椅子から ベットへの移動	15	自立，ブレーキ，フットレストの操作も含む（非行自立も含む）	
		10	軽度の部分介助または監視を要する	
		5	座ることは可能であるがほぼ全介助	
		0	全介助または不可能	
3	整容	5	自立（洗面，整髪，歯磨き，ひげ剃り）	
		0	部分介助または不可能	
4	トイレ動作	10	自立，衣服の操作，後始末を含む，ポータブル便器などを使用している場合はその洗浄も含む	
		5	部分介助，体を支える，衣服，後始末に介助を要する	
		0	全介助または不可能	
5	入浴	5	自立	
		0	部分介助または不可能	
6	歩行	15	45 m以上の歩行，補装具（車椅子，歩行器は除く）の使用の有無は問わない	
		10	45 m以上の介助歩行，歩行器の使用を含む	
		5	歩行不能の場合，車椅子にて45 m以上の操作可能	
		0	上記以外	
7	階段昇降	10	自立，手すりなどの使用の有無は問わない	
		5	介助または監視を要する	
		0	不能	
8	着替え	10	自立，靴，ファスナー，装具の着脱を含む	
		5	部分介助，標準的な時間内，半分以上は自分で行える	
		0	上記以外	
9	排便 コントロール	10	失禁なし，浣腸，座薬の取り扱いも可能	
		5	ときに失禁あり，浣腸，座薬の取り扱いに介助を要する者も含む	
		0	上記以外	
10	排尿 コントロール	10	失禁なし，収尿器の取り扱いも可能	
		5	ときに失禁あり，収尿器の取り扱いに介助を要する者も含む	
		0	上記以外	
			合計（100点中）	点

Mahoney FL & Barthel DW：Md State Med J, 14：61-65, 1965より引用

各種の栄養不足状態が起こりやすくなる。また，腸管の蠕動運動や腹筋の力が低下するので便秘にもなりやすくなる。

「日本人の食事摂取基準（2020年版）」では，エネルギー収支バランスの維持を示す指標として**体格（BMI）**が採用されている。肥満や生活習慣病予防のためにBMIの上限値は25 kg/m^{2}とされて，この値以上の場合は，摂取エネルギーを制限するように指導する。高齢者の場合は，下限値が成人期より高めに設定されている。これは，高齢者の低栄養を予防するために，健康を維持する標準範囲内を少し狭めにする必要があるためである（⇒第4章表4）。

健康な成人におけるタンパク質の維持必要量は，0.66 g/kg体重/日とされているが，高齢者の場合は，タンパク質の利用効率が低下しているので少なくとも1.0 g/kg体重/日以上の摂取が望ましいと考えられ，積極的にタンパク質食品を摂取することが必要になる。脂質はエネルギー密度が高いので，エネルギーを効果的に補給する栄養素として重要である。高齢者の摂取栄養素を解析した結果，タンパク質以外にも，抗酸化ビタミンであるビタミンCとビタミンE，さらにビタミンDや葉酸も減少傾向で，ロコモティブシンドローム★（運動器症候群）予防には，カルシウム，ビタミンK，ビタミンB$_6$，ビタミンB$_{12}$を十分摂取する必要性も指摘されている。

★ロコモティブシンドローム：骨や筋肉などの運動器の障害（衰え）が原因で，要介護や寝たきりになるリスクが高い状態のこと

以上のことから，高齢者の栄養は，タンパク質は推奨量（男性60 g/日，女性50 g/日）を上回る量にし，タンパク質やアミノ酸の利用効率を高めるために，エネルギーを十分摂取することが必要である。つまり，食事全体の摂取量が不足しないようにしっかり食べることが基本になる。

④ 高齢者の栄養不良

健康寿命の延伸を達成する方法として，高齢者にみられる**低栄養の予防**の重要性が叫ばれている。高齢者の場合，食欲低下や味覚変化が摂取量の低下の誘因になることが多く，骨・関節疾患などに伴う疼痛，義歯不具合，嚥下機能低下などが重なるとさらに減少する。薬物やサプリメントの副作用，孤立感や疎外感，うつ状態やADL低下により買い出しや食事準備などが億劫になり，これらも摂食の減少に関与する場合がある。

また，低栄養は単に摂取量の低下のみならず，消化・吸収障害，栄養素喪失などによって，エネルギーや栄養素の必要量の増大なども関係するので，これらに対する包括的な教育，指導が必要になる。

　75歳前後の高齢者では，生活習慣病の予防や増悪化のリスクを軽減する食事制限が必要であるが，一方で，老年症候群にみられる痩せ，骨粗鬆症や骨折，さらに**サルコペニア**☆などの低栄養性疾患が出現しはじめる。低栄養を予防するためには，積極的な栄養補給が必要になり，結果的に栄養不良の二重負荷（⇒第10章）状態に陥っている。高齢者の低栄養のなかで，特に重要なのが**フレイル**である。

　フレイルとは，老化に伴うさまざまな機能低下や予備能力の低下により，疾病発症や身体機能障害に対する脆弱性が増す状態をいう。フレイルには，①1年間で4～5kgの体重減少，②主観的疲労感，③日常生活の活動力の低下，④身体能力（歩行速度）の減弱，⑤筋力（握力）低下の5つの特徴があり，3項目が該当すればフレイル，1，2項目ならプレフレイルと定義されている。つまりフレイルは，サルコペニアのように筋肉の減少に限定されず，骨格や体脂肪，さらに全身の体調や体力を含めた全身の脆弱状態を示す。

　フレイルの基盤になるのが，**タンパク質エネルギー低栄養障害**（protein energy malnutrition：PEM）である。PEMには，エネルギー不足を主体とするマラスムス型と，タンパク質を主体とするクワシオルコル型があるが，高齢者の場合，混合型が多い。マラスムス型は，食事の全体量が不足する場合に出現し，体脂肪が減少する痩せ型であるが，筋肉タンパク質からアミノ酸が放出されるので必ずしも血清アルブミンの低下はみられない。一方，クワシオルコル型は，エネルギーが糖質や脂質から補給されるために筋肉タンパク質からのアミノ酸供給がされず，低アルブミン血症が観察される。高齢者の場合，エネルギー補給が不十分で，かつ筋肉タンパク質からのアミノ酸の供給はあるが肝臓でのタンパク質の合成能が低下しているので，痩せで低アルブミン血症がみられる。高齢者のフレイルを予防治療するには，適度な運動を行うと同時に，エネルギーを十分与えて体重減少を予防し，良質な動物性タンパク質の多い食品を適正に摂る必要がある。

★サルコペニア：加齢に伴って生じる骨格筋量，骨格筋力の低下

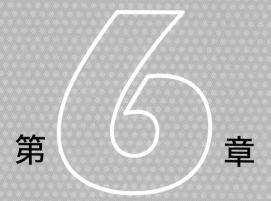

第6章

栄養アセスメント

　栄養指導や栄養管理を行う際，第一に必要なことは対象者の栄養状態を評価，判定することであり，これを栄養アセスメントとよぶ。栄養アセスメントの項目には，栄養素の貯蔵状態を知る身体測定，栄養素の生理的指標となる生理・生化学検査，栄養障害の臨床徴候，さらに栄養素の摂取状況がある。これらの意義や調査方法を学ぼう

❶ 栄養アセスメントとは

▮ 栄養アセスメントはなぜ必要なのか

　個人や集団の栄養状態を評価，判定することを**栄養アセスメント**という。栄養アセスメントは適正な栄養管理を実施するうえで，最初に必要なステップとなる。例えば，食欲の有無や体重，さらに食事調査だけでは，栄養状態を判定することはできない。食欲の有無は，単に食物の摂取意欲をみているのに過ぎず，実際に摂取量が多いのか，さらに摂取量が多くても必要量を満たしているのかは不明である。体重が維持されていたとしても，維持されているのは筋肉なのか，体脂肪なのか，あるいは水分なのか不明である。食事調査は，あくまでも食物摂取状況調査であり，食物の成分が体内へ取り込まれる前の状態を評価しているのであり，身体の栄養状態を評価しているのではない。

　人の栄養状態は，単に飲食物の摂取量の過不足のみで出現するのではなく，対象となる個人や集団がもつ**栄養素の消化・吸収率，利用効率，貯蔵率**，さらに栄養素に関する代謝の変化による**必要量や排泄量の変化**などの影響を受ける（表1）。これらの要因を考慮して対象者の栄養状態を総合的に評価，判定するのが栄養アセスメントである。

▮ 栄養アセスメントで行われる評価

　栄養アセスメントは，**身体計測，生理・生化学検査，臨床徴候**，さらに**食事調査**から得た主観的かつ客観的情報により行われる（表2）。身体計測では，体構成成分の内容を把握し，エネルギーおよび栄養素の体内の貯蔵状態を知ることになる。生理・生化学検査は，尿中や血液中における栄養関連成分の状態を調べて栄養素の合成・分解・貯蔵状態を評価

表1 人間の栄養状態に影響を及ぼす要因

・栄養素の摂取量
・栄養素の消化・吸収率
・栄養素の利用効率
・栄養素の貯蔵率
・栄養素の必要量
・栄養素の排泄量

表2 栄養アセスメントの指標

・身体計測（Anthropometric methods）
・生理・生化学検査（Biochemical methods）
・臨床徴候（Clinical methods）
・食事調査（Dietary methods）

英文の頭文字を並べるとABCDとなる

する。臨床徴候は栄養障害による自他覚症状を調査，観察することであり，食事調査はエネルギーおよび栄養素の摂取量を評価する。

❷ 各種栄養指標の特徴

　人体は栄養素やその生成物の組み合わせから成り立っている。したがって，人体の構成成分を知ることにより，人体の栄養状態の一部を大枠で知ることができる。例えば，骨格，体脂肪，筋肉などは，それぞれが組織としての機能を有しながら，エネルギー，脂肪，タンパク質，ミネラルなどの貯蔵庫にもなっている。身体計測により各組織の状態を知ることで，貯蔵されている栄養状態を評価できる。

　例えば，1日に約1,800 kcalのエネルギー消費を必要とする人が24時間絶食した場合を検証してみる。この場合，1日のエネルギー出納は－1,800 kcalとなり，すべての栄養素を体成分から補うことになる。エネルギー源として，まず糖質が利用されるが，その貯蔵量は少ないので，脂肪組織のトリグリセリドが脂肪酸とグリセロールに分解され，脂肪酸は肝臓，心臓，筋肉などのエネルギー源となり，一方のグリセロールは肝臓で糖新生の素材に用いられる。筋肉も分解されて，遊離したアミノ酸は，新たな体タンパク質の合成に利用されると同時に，グルコースを産生する材料に使われる。わずか1日の絶食だけでも脂肪組織のトリグリセリドを約160 g，筋肉のタンパク質を約75 g損失し，体脂肪や筋肉は減少することになる。このような低栄養状態に感染，出血，熱傷，手術などの侵襲が加わると，生体はそのストレスに対抗するためにエネルギーやタンパク質などの必要量を上昇させ，人体の構成成分はさらに利用されることになる。

■ 身体計測

　身体計測は，人体の構成成分を簡易に知る方法であり，測定項目には，身長・体重，各種体格指数，皮下脂肪厚，上腕や下肢の周囲長，さらに，ウエスト周囲長などがある。また，握力，背筋など筋肉の機能検査も動

的な栄養指標として加えられてきている。

A 身長，体重

身体計測のなかで一般に用いられるのが身長と体重である。体重とその変化，健康時（平常時）や標準体重との比，あるいは減少率，さらにその変化期間により，栄養状態を評価する。体重は，骨格，筋肉，体脂肪，水分，皮膚，髪などの重さの総計を測定しているので，体重の変化では，どれが変化しているのかを知ることが大切である。

B 体脂肪量，体脂肪率

皮下脂肪を測定して体脂肪量を知ることにより，肥満の程度やエネルギーの貯蔵状態を知ることができる。測定箇所は上腕三頭筋部，肩甲骨下部などであるが，臨床の場では上腕三頭筋部のみで判定することが多い。皮下脂肪測定は，訓練された測定者が同一対象者に対して行い，できる限り誤差を少なくする。著しく栄養状態を悪化させた場合には，皮下脂肪の測定が困難となり，体脂肪率などの他の指標を用いる。体脂肪率は，**超音波**や体内に存在するカリウムの放射性同位体（^{40}K）を測定する**ヒューマンカウンター**，さらに電気抵抗の差を利用した**生体電気インピーダンス法**により測定する。体脂肪率から**除脂肪体重**（lean body mass）を算出し，水分やタンパク質の貯蔵量を知る。

ところで，肥満には**皮下脂肪蓄積型**と**腹腔内脂肪蓄積型**があり，後者のほうが糖尿病や脂質異常症，高血圧症などの発症率が高いため，その量はメタボリックシンドロームの判定に用いられる（図1）。腹腔内脂肪の診断には，CTスキャンやMRI（核磁気共鳴画像法）などのような画像診断による脂肪分布の解析が必要であるが，診療の場ではウエスト周囲長が用いられる。ウエスト周囲長が男性で85 cm以上，女性で90 cm以上の場合は，腹腔内脂肪蓄積型となりハイリスク肥満と判定する。

C 上腕周囲長，上腕筋囲，上腕筋面積

筋肉はタンパク質の貯蔵組織の1つである。筋肉量を推定する方法として，上腕筋肉の周囲，つまり**上腕筋囲**を測定する方法がある。上腕筋囲は上腕三頭筋部の中央，つまり皮脂厚を測定する場所の**上腕周囲長**と**皮脂厚値**を測定（図2）して後述の式で算出できる。

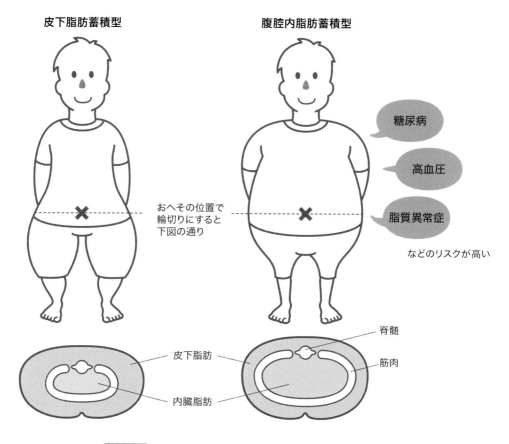

皮下脂肪蓄積型 / 腹腔内脂肪蓄積型

糖尿病

高血圧

脂質異常症

などのリスクが高い

おへその位置で
輪切りにすると
下図の通り

皮下脂肪

内臓脂肪

脊髄

筋肉

図1 皮下脂肪蓄積型と腹腔内脂肪蓄積型

$$上腕筋囲(cm) = 上腕周囲長(cm) - \left(\pi \times \frac{1}{10}\right) \times 皮脂厚(mm)$$

$$上腕筋面積(cm^2) = \frac{\{上腕筋囲(cm)\}^2}{4\pi}$$

　個人の測定値を日本人の標準値（表3）と比較し，さらに個人の経時変化をみることにより筋タンパク質の蓄積状態を知ることができる。

Ⓓ 生体電気インピーダンス法

　脂肪組織は電気抵抗が高く，一方，除脂肪組織の72％は電解質を含む水分で構成されているために電気抵抗が低い。この差を利用して体組成を測定する方法が生体電気インピーダンス法（bioelectric impedance analysis：BIA）である。体脂肪率を測定する機器として一般化している

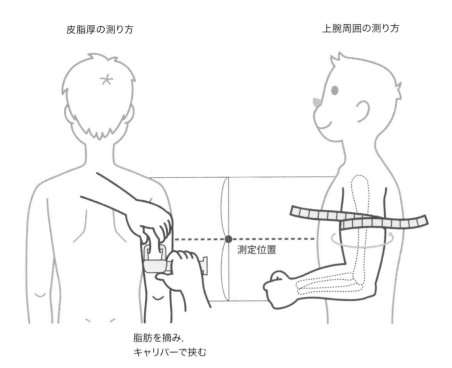

皮脂厚の測り方　　　　　　　　　上腕周囲の測り方

測定位置

脂肪を摘み,
キャリパーで挟む

図2　上腕周囲と皮脂厚の測り方

表3　日本人の新身体計測基準値（中央値）

年齢 （歳）	男			女		
	上腕三頭筋 皮下脂肪厚 （mm）	上腕囲 （cm）	上腕筋囲 （cm）	上腕三頭筋 皮下脂肪厚 （mm）	上腕囲 （cm）	上腕筋囲 （cm）
18〜24	10.00	27.00	23.23	14.00	24.60	19.90
25〜29	11.00	27.35	23.69	14.00	24.25	19.47
30〜34	13.00	28.60	24.41	14.00	24.30	19.90
35〜39	12.00	28.00	24.10	15.00	25.00	20.23
40〜44	11.00	27.98	24.36	15.50	26.40	21.09
45〜49	10.17	27.80	24.00	16.00	26.00	20.60
50〜54	10.00	27.60	23.82	14.50	25.60	20.78
55〜59	9.00	27.00	23.68	16.00	26.20	20.52
60〜64	9.00	26.75	23.35	15.10	25.70	20.56
65〜69	10.00	27.50	24.04	20.00	26.20	20.08
70〜74	10.00	26.80	23.57	16.00	25.60	20.28
75〜79	9.25	26.20	22.86	14.00	24.78	20.16
80〜84	10.00	25.00	21.80	12.50	24.00	19.96
85〜	8.00	24.00	21.43	10.00	22.60	19.25

「日本人の新身体計測基準値（栄養―評価と治療 Vol.19 suppl）」（身体計測基準値検討委員会），メディカルレビュー
社，2002より引用

のは，一定の周波数の電流を用いた単周波分析法である。多周波分析法により周波数を高くすると高い周波数の電流が細胞膜を通過するため，細胞内外の水分分布の測定が可能となり，より詳細な計測が可能となる。

E 二重エネルギーX線吸収測定法

光は生体内を通過すると指数関数的に減衰し，骨組織と軟部組織では減衰率が異なる。そのことを利用する方法が二重エネルギーX線吸収測定法（dual energy X-ray absorptiometry：DEXA）である。2つの異なるエネルギーのX線を用い，脂肪組織，除脂肪組織のみならず骨塩量，骨密度などが測定できる。

2 生理・生化学検査

生理・生化学検査法（臨床検査）とは栄養状態を反映する生理機能検査や，血液や尿中の成分を測定する生化学検査により，栄養状態を推定する方法である。代表的なパラメーターには次のようなものがある。

A 循環機能およびエネルギー代謝量の測定

①**心拍数**：心臓の拍動数のことで，性，年齢，体温，精神的状態によって異なるが，運動により臓器の酸素要求量が高くなると増大し，栄養状態の低下によって低下する。

②**血圧**：血液が血管を循環しているときに動脈壁にかかる圧力をいい，心臓が収縮したときの圧力を**収縮期血圧（最高血圧）**，心臓が弛緩したときの圧力を**拡張期血圧（最低血圧）**とよぶ。血圧は，肥満やナトリウムの過剰摂取，カリウムやマグネシウムの不足により上昇し，栄養状態の低下によって低下する。

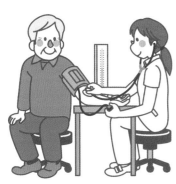

③**エネルギー代謝量**：体内での総エネルギー代謝量は，1日の消費エネルギー量と同じである。エネルギー代謝量の測定には，**直接熱量測定法**と**間接熱量測定法**がある（⇒第4章❸）。一般に用いられるのは間接熱量測定法で，生体の消費エネルギー量が酸素消費量に比例することを利用して，酸素消費量を測定する。呼気の採取方法の違いにより，呼気ガスを集めて直接分析するダグラスバッグ法と，フードを頭部に被せて呼気ガスを含んだ空気を分析するキャノピー法がある。また，細谷らが開発した携帯式簡易エネルギー測定計（METAVINE）があり，

小型で持ち運びが容易である。これらで安静時代謝量に活動代謝量と食後の熱産生をプラスすると1日のエネルギー消費量になる。

B 尿検査（表4）

① 尿糖：尿中に排泄されるグルコースのことをいう。健康な場合は，大量のグルコースが血液から糸球体を通過して尿に排泄されたとしても，尿細管で再吸収され血液中に戻されるために，尿中に排泄される量は少ない。定性試験により疑陽性*か陽性である場合，血糖が異常に高値なら糖尿病，甲状腺機能亢進症，肝障害，膵臓病などが疑われ，血糖が正常なら腎性糖尿病が疑われる。

★疑陽性：検査の結果が陽性の疑いがあるもの

② 尿タンパク：健康な人の場合，1日に尿中に排泄されるアルブミンは微量であるが，定性試験による検査で陽性だと，腎炎，ネフローゼ症候群，腎硬化症などが疑われる。定性試験による検査で陰性であるが微量にアルブミンを排泄する場合は，糖尿病腎症を早期に発見し，タンパク質摂取のコントロールを開始することができる。

③ 尿ウロビリノーゲン：赤血球は肝臓や脾臓で崩壊され，ヘモグロビンはビリルビンとなり腸内に排泄され，腸内細菌によりウロビリノーゲンに変わって大部分は排便で排泄されるが，一部は腸管から吸収されて肝臓に戻り，腎臓から尿中に排泄される。尿中のウロビリノーゲンの排泄が増大することは，ビリルビンが過剰生産されていることを示しており，定性試験により陽性なら肝炎，肝硬変，溶血性黄疸などが疑われる。

④ 尿ケトン体：ケトン体はアセト酢酸，β−ヒドロキシ酪酸，アセトンの総称であり，糖質の供給が不足した場合，脂肪の分解が亢進し，そ

表4 尿検査の基準値

検査項目	基準値	異常値を示す主な疾患
タンパク	(−) 〜 (±)	陽性：腎炎，ネフローゼ症候群，発熱
糖	(−)	陽性：糖尿病，腎性糖尿，膵炎，脳出血，妊娠
潜血	(−)	陽性：腎・尿路系の炎症，結石，腫瘍，出血性素因，腎臓外傷
ビリルビン	(−)	陽性：閉塞性黄疸，体質性黄疸
ケトン体	(−)	陽性：飢餓，嘔吐，下痢，空腹，発熱

「図表でわかる臨床症状・検査異常値のメカニズム」（奈良信雄／著），第一出版，2008より引用

の代謝産物としてケトン体が産生される。飢餓，糖質の極端な摂取制限，糖尿病による糖質の利用低下などによって，尿中ケトン体が増大する。

★クレアチン：生体内においてクレアチンリン酸として存在し，筋収縮のためのエネルギー源として貯蔵されている

⑤尿中クレアチニン：クレアチン*の大部分は骨格筋肉内にあり，不可逆的に分解されてクレアチニンとなり腎臓での再吸収もなく尿中へ排泄される。したがって，内因性のクレアチニンの24時間の尿中排泄量は筋肉量に比例することになる。筋肉量が，標準体重に比例することから，標準体重あたりの筋肉量を推定し，24時間尿中クレアチニン排泄量を推定することができる。

⑥N-バランス：投与された窒素量と排泄される窒素量の割合を示す。生体でのタンパク質の異化と同化の状態を反映し，N-バランスがマイナスであれば異化が，プラスであれば同化が亢進していることになる。便と皮膚からの排泄量を4gと想定し，後述の式で算定できる。

$$\text{N-バランス} = \frac{\text{タンパク質摂取量}}{6.25} - \{\text{尿中尿素窒素(g)} + 4\text{(g)}\}$$

C 血液検査（表5）

①血液比重：比重がヘモグロビン濃度に比例するために，比重が低値を示すと貧血が疑われる。

②赤血球数（RBC）：血球には赤血球，白血球，血小板があり，主として赤血球は酸素の運搬，白血球は免疫能，そして血小板は止血作用の役割をしている。赤血球には，酸素や二酸化炭素の運搬に関与しているヘモグロビンが含まれ，赤血球数が低値の場合は貧血が，高値の場合は多血症が疑われる。

③ヘモグロビン濃度（Hb）：ヘモグロビンとは赤血球に含まれる血色素で，鉄色素であるヘム鉄とグロビンといわれるタンパク質が結合している。ヘモグロビンが低値の場合は貧血と診断され，高値の場合は多血症が疑われる。

④ヘマトクリット（Ht）：血液の中に占める赤血球の割合を測定したのがヘマトクリットであり，低値の場合，貧血が疑われる。

⑤平均赤血球指数：赤血球数，ヘモグロビン濃度，ヘマトクリットによ

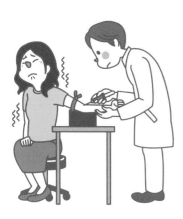

表5 血液・血液生化学検査の基準値

検査項目	略号	基準値	異常値を示す主な疾患
赤血球数	RBC	男410万〜530万/μL 女380万〜480万/μL	
ヘモグロビン	Hb	男14〜18 g/dL 女12〜16 g/dL	高値：真性多血症，脱水，ストレス，多血症 低値：貧血，白血病，悪性腫瘍，出血
ヘマトクリット	Ht	男40〜48 % 女36〜42 %	
平均赤血球容積	MCV	81〜99 fL	高値：大球性貧血 低値：小球性貧血
総タンパク質	TP	6.5〜8.1 g/dL	高値：炎症，脱水，多発性骨髄腫 低値：低栄養，吸収不良症候群，肝障害， ネフローゼ症候群，火傷
アルブミン	Alb	4.1〜5.1 g/dL	高値：脱水 低値：低栄養，吸収不良症候群，肝硬変， ネフローゼ症候群
総コレステロール	T-Chol	130〜220 mg/dL	高値：原発性・続発性高コレステロール血症， 甲状腺機能低下症，ネフローゼ症候群， 閉塞性黄疸，悪性腫瘍 低値：家族性コレステロール血症，肝障害， 甲状腺機能亢進症
HDL-コレステロール	HDL-Chol	男37〜57 mg/dL 女36〜70 mg/dL	高値：家族性高HDL-コレステロール血症， コレステロールエステル転送タンパク 質欠損症 低値：高リポタンパク血症，虚血性心疾患， 脳梗塞，肥満症，喫煙
トリグリセリド	TG	55〜149 mg/dL	高値：肥満症，糖尿病，肝・胆道系疾患， 甲状腺機能低下症 低値：甲状腺機能亢進症，肝硬変，低栄養
血糖	BS，GLU	60〜110 mg/dL （空腹時）	高値：糖尿病，肝疾患，脳血管障害 低値：肝疾患，経口糖尿病薬使用
糖化ヘモグロビン	HbA1c	4.3〜5.8 %	高値：高血糖状態の持続 低値：赤血球寿命の短縮
アスパラギン酸アミノ トランスフェラーゼ	AST （GOT）	13〜35 IU/L	高値：急性肝炎，心筋梗塞，肝硬変
アラニンアミノトランス フェラーゼ	ALT（GPT）	8〜48 IU/L	高値：急性肝炎，慢性肝炎，肝硬変， 肝がん，脂肪肝
γ-グルタミルトランス ペプチダーゼ	γ-GTP	男7〜60 IU/L 女7〜38 IU/L	高値：アルコール性肝炎，閉塞性黄疸， 薬剤性肝炎
コリンエステラーゼ	ChE	172〜457 IU/L	高値：ネフローゼ症候群，糖尿病性中毒症 低値：肝硬変，農薬中毒
尿酸	UA	男4.0〜7.0 IU/L 女3.0〜5.5 IU/L	高値：痛風，白血病，腎不全
血中尿素窒素	BUN	7〜19 mg/dL	高値：腎不全，腎炎，心不全，脱水， 消化管出血
クレアチニン	Cre	男0.7〜1.1 mg/dL 女0.5〜0.9 mg/dL	高値：腎炎，腎不全，先端巨大症， 甲状腺機能亢進症

「図表でわかる臨床症状・検査異常値のメカニズム」（奈良信雄／著），第一出版，2008より引用

る平均赤血球指数を算定して貧血の種類が診断できる。MCV（平均赤血球容積）が低値ならば小球性貧血となり，高値なら大球性貧血となり，MCHC（平均赤血球ヘモグロビン濃度）が低値なら低色素性貧血となり，高値なら正常な色素となる。小球性で低色素性貧血なら鉄欠乏性であり，鉄や鉄の吸収をよくする栄養素の補給が必要となる。大球性で低色素性貧血なら巨赤芽球性貧血でビタミンB₁₂，葉酸の補給が必要となる。

⑥**血糖**：血液中のグルコースを血糖といい，その濃度を**血糖値**という。空腹時血糖の基準値は60〜110 mg/dLで，126 mg/dL以上，あるいは75 gグルコース負荷試験の2時間値が200 mg/dL以上なら糖尿病型と診断される。血糖は糖尿病だけではなく，膵疾患，肝硬変，慢性肝炎，脂肪肝，肥満などでも高値を示す。一方，下垂体機能不全，副腎機能低下症，甲状腺機能低下症，劇症肝炎，肝硬変，肝がんなどでは低血糖がみられる。

⑦**1.5–アンヒドログルシトール（1.5AG）**：グルコースと似た構造をもつ物質で，体内では合成されず食事のみから供給される。血清中の1.5AGは腎臓の糸球体でろ過され，尿細管で再吸収されるが，このとき，構造が似ているグルコースと拮抗し，グルコースが増大すると再吸収が妨げられて尿中濃度は増大し，血中濃度は低下する。このような代謝に時間がかかることから，血清中の1.5AG濃度は測定日から過去1週間の血糖状態を反映することになり，血清中の1.5AG値が低下すれば，血糖値は上昇していたことになる。

⑧**糖化ヘモグロビン（HbA1c）**：赤血球のヘモグロビンAにグルコースが結合した物質である。ヘモグロビンとグルコースとの結合が不可逆的であることやヘモグロビンの平均寿命が約120日であることから，糖化ヘモグロビンは測定日以前の1〜2カ月の平均血糖値を反映する。血糖のコントロール状態を平均的に知ることができる。

⑨**アルブミン（Alb）**：血清の主たるタンパク質はアルブミンとグロブリンであり，アルブミンは特に内臓タンパク質の栄養状態を反映することから，最も重要な栄養指標と考えられている。アルブミンの血液中の半減期が17〜23日と長いために，比較的長期間の栄養状態を平均

的に評価するのに適している。血漿アルブミン濃度は肝硬変，ネフロー
ゼ症候群，タンパク漏出性胃腸症，クッシング症候群，甲状腺機能亢
進などでは低下し，逆に，脱水状態の場合は上昇するので，このよう
な条件が重なっていないかに注意が必要である。

⑩ **トランスフェリン**：血清鉄のキャリアタンパク質で，血液中の半減期
が7〜10日であるためにタンパク質の比較的短期間の栄養状態を評価
できる。

⑪ **プレアルブミン**：肝臓で合成され，内因性チロキシンの一部と結合し
ているために，チロキシン結合プレアルブミンともいわれている。血
液中の半減期が1.9日と短く，栄養状態が悪くなれば，2〜3日後には
その状態を知ることができる。

⑫ **レチノール結合タンパク質**：肝臓で合成されてレチノールと結合して
はじめて血中に放出され，半減期は0.4〜0.7日と短い。肝臓でレチ
ノールと結合してから血中へ放出されることから，アルブミン製剤投
与の影響を受けず，臓器タンパク質の栄養状態を鋭敏に反映する。

⑬ **トリグリセリド（トリアシルグリセロール，中性脂肪：TG）**：エネル
ギー源となるだけではなく，腹腔内中性脂肪は内臓を支える役目をし，
皮下脂肪は外からの物理的障害の際のクッションの役目をしている。
トリグリセリドが高値の場合は，脂肪の過剰摂取，アルコールの過剰
摂取，脂質異常症，甲状腺機能低下症，糖尿病，脂肪肝，アルコール
性肝障害などが疑われ，低値の場合は，エネルギー不足状態が疑われ
る。

⑭ **γ -グルタミルトランスペプチダーゼ（γ -GTP）**：細胞内のペプチド
のグルタチオンを分解・合成する際に関与する酵素で，腎臓，膵臓，
肝臓，脾臓，前立腺などに存在する。γ -GTPは肝臓に毒性のあるア
ルコールや薬物が入ったことにより肝細胞が破壊されたときに血液中
に放出され，特にアルコールに敏感に反応する。γ -GTPが高値の場
合は，アルコール性肝炎，薬物性肝炎，胆汁うっ滞，脳血管障害，膵
炎，心筋梗塞などが疑われる。

⑮ **尿酸（UA）**：核酸の代謝産物として肝臓，骨髄，筋肉などで産生され，
75％は腎臓でろ過されて尿中へ排泄される。血液中の濃度が上昇すると

尿酸塩の結晶化が起こり，足の関節に蓄積し，痛風発作の原因となる。尿酸値が高値の場合は，プリン体やアルコールの過剰摂取が疑われる。

⑯**血中尿素窒素（BUN）**：尿素に含まれる窒素をいい，タンパク質の分解から生じたアンモニアと二酸化炭素から肝臓で生成され，腎臓の糸球体でろ過される。血中尿素窒素が高値の場合は，腎不全，脱水，浮腫，高タンパク質食，感染症，がんなどが疑われ，低値の場合は，肝不全，低タンパク質食などが疑われる。

⑰**血清クレアチニン（Cre）**：筋肉内でクレアチンから産生され，血中放出された後に腎糸球体でろ過され，尿細管で再吸収されずに排泄される。血清クレアチニン濃度は糸球体ろ過能と密接な関係があり，食事や尿量の影響を受けにくいので，腎機能をみる指標となる。これが高値を示す場合は，腎炎，腎不全などの，糸球体ろ過能の低下が疑われる。腎障害がある場合，タンパク質の過剰摂取で血清クレアチニン濃度は上昇する。

⑱**免疫指標**：免疫能は栄養状態に影響されることから，総リンパ球数は栄養状態を反映し，低値の場合，低栄養状態が疑われる。

$$総リンパ球数(TLC) = \frac{\%リンパ球数 \times 白血球数}{100}$$

また，皮膚遅延型過敏反応（ツベルクリン反応）は総体的な栄養状態を反映する指標として用いられ，紅斑の程度が小さい場合は，低栄養状態が疑われる。

③ 臨床徴候

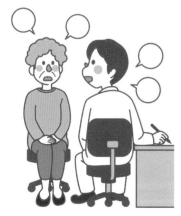

臨床徴候とは既往歴，現病歴，体重歴，さらに現在の病態や臨床症状の観察により栄養状態を評価することである。これらの情報は，診療記録から抜粋して整理することが多い。しかし，必要に応じてアンケート調査や問診により独自に収集することもある。この場合，疾病の発症に食習慣がどのように関与していたのか，治療歴のなかで食事療法がどのように実施され，体重や病状はどのように変化したのかなどを問診していく。

Ａ 皮膚

①乾燥：脱水，ビタミンＡ欠乏症，壊血病などの栄養疾患，さらに糖尿病，慢性腎不全，甲状腺機能低下症でみられる。

②湿潤：甲状腺機能亢進症でみられる。

③蒼白：貧血により皮膚の血管内血色素量が減少することにより出現する。

④色素沈着：外界との接触部分や衣服が当たるところ，しわの部分によくみられる。ビタミンＣ欠乏症，悪性貧血などの栄養疾患，さらに糖尿病，肝硬変，がん悪液質などにもみられる。

⑤黄染：柑橘類，黄色野菜の多量摂取による高カロテン血症や肝硬変，胆道疾患，溶血性貧血による黄疸に皮膚の黄染がみられる。なお，高カロテン血症では，眼球結膜の黄染がみられないことから黄疸と区別ができる。

⑥湿疹：食物アレルギーやリボフラビン欠乏症でみられる。

⑦皮膚炎：亜鉛欠乏症において，口，肛門，褥瘡周辺にみられる。

⑧紅斑：ニコチン酸欠乏によるペラグラでは日光に曝露される部分にみられる。肝硬変では手掌紅斑が，頸部から前胸部にクモ状血管腫がみられる。

⑨黄色腫：脂質異常症においてみられる。

⑩肥厚：ビタミンＡやビタミンＣの欠乏症では，角化のために皮膚が乾燥して厚くなる。

Ｂ 口

①口唇：口唇には多量に血液が供給されるため，貧血の場合は，口唇の色調が赤みを失う。リボフラビン欠乏症では，口角部に亀裂を生じ（口角炎），口内炎が起こる。ニコチン酸欠乏によるペラグラでは，口唇の腫脹，発赤，口内炎がみられる。

②口腔粘膜：貧血の場合，色調が全体的に赤みを失う。

③歯肉：貧血では赤みを失い，ビタミンＣ欠乏症では歯肉がやや肥大し，柔らかく海綿状となり，圧痛があり，歯が抜けやすくなる。

④舌：ビタミンＢ₁₂や葉酸の欠乏による悪性貧血では，舌の赤みが失われ，舌乳頭が萎縮して表面が平滑となる。リボフラビン欠乏では舌が紫がかった独特の色となり，しばしば深い亀裂が生じる。ペラグラで

は，舌が発赤し乾燥してピリピリした知覚異常を訴える。

C 毛髪

老化現象の1つとして脱毛や白髪が起こるが，栄養不良によっても年齢不相応に出現する。

①**脱毛**：悪性貧血，ビタミンA過剰症，さらに抗がん薬や免疫抑制薬を使用中に生じる。クワシオルコル（⇒第7章）やマラスムスでは，タンパク質の合成低下により脱毛が起こる。

②**白髪・退色**：悪性貧血では，脱毛とともに白髪も起こる。タンパク質欠乏では毛髪の退色により赤色化がみられる。

D 爪

健康な爪はピンク色で，爪と爪床との間に半月状の境界線が明らかにみえる。一般に栄養状態が不良になると，爪に縦の亀裂が生じやすくなる。タンパク質の摂取不足やネフローゼ症候群などで低アルブミン血症が起こると，爪の両端に帯状の白線をみる。鉄欠乏性貧血では，爪が薄く弱くなり，高度になるとスプーン状になる。

E 全身倦怠感

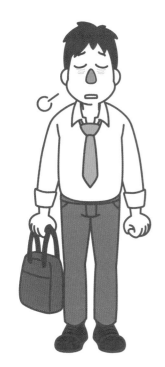

全身倦怠感とは，いわゆる「だるい，疲れた」と感じることであり，身体的，精神的に感じる自覚症状である。一般的には**疲労感**と同意語に使われる。過度の肉体労働や精神労働を行えば，当然疲労感が引き起こされ，一般には休養すれば解消する。しかし，容易に疲労感が起き，休養をとっても疲労感が解消しないことがあり，このような場合は病的な疲労感あるいは倦怠感だということができる。

病的な疲労感には，**肉体的疲労**と**精神的疲労**があり，過度な肉体活動や精神活動により，その回復機能が低下した場合に発症する。肉体の機能低下は筋肉が活動する過程で，乳酸やその他の中間代謝産物が蓄積して筋肉の収縮が異常に低下することに起因する。精神的疲労感は，精神的な緊張が長時間に及んだ場合に発生し，過度な場合には無気力状態になる。一般に病的な疲労感は，特定の器質的疾患や障害によって発生する。一方，肉体活動や精神活動にエネルギーや各種栄養素が関与するために，栄養素の過不足は疲労回復の機能に影響を及ぼす。したがって，栄養状態が悪ければ，全身の疲労感や倦怠感を起こしやすくなる。

多くの栄養素の不足は，疲労感を生じる原因となる。特に，筋肉と脳・神経系の代謝に関与する，総エネルギー摂取量，糖質，脂質，タンパク質，ビタミンB群，ビタミンC，鉄，カリウム，カルシウムの状態を調べる。一方，過剰栄養，肥満においても疲労感が起こりやすいので，注意を要する。

4 食事調査

食事調査では，現時点の食物摂取状況調査のみならず，食歴，食習慣，嗜好などを調査する。食事調査の方法には，**24時間思い出し法**，**標準的に摂取する食品調査**，**食物摂取頻度調査**，**摂取食品記録法**などがある（表6）。実際には24時間思い出し法や食物摂取頻度調査，摂取食品記録

表6 各種食事調査法の利点と限界

1）24時間思い出し法	
利点	・簡便である。 ・対象者に記述や読む技術が必要ない。
限界	・対象者がうそをつくことがある。 ・食品の種類や量を記憶に頼っている。 ・通常の摂取状況を反映しない。 ・インタビューの技術が必要である。
2）標準的に摂取する食品調査	
利点	・24時間思い出し法よりも通常の摂取状況を知ることができる。 ・簡便である。
限界	・対象者に通常の食事パターンや摂取量を思い出す技術が必要である。 ・インタビューの技術が必要である。
3）食物摂取頻度調査	
利点	・標準化が容易である。 ・24時間思い出し法との組み合わせで有効である。 ・特別な食事の影響を受けない。
限界	・対象者に記述や読む技術が必要である。 ・摂取量や食事パターンに関して特別な情報を得ることができない。 ・食品リストに食事のなかのすべての食品をのせることができない。 ・ポーションサイズの知識が必要である。
4）摂取食品記録法	
利点	・思い出し法の誤差をなくすことができる。 ・摂取した食品のタイプと量を記録できる。
限界	・対象者に記述や読む技術が必要である。 ・対象者に献立の内容や量に関する知識が必要である。 ・食品の摂取が記録期間の影響を受ける。

法が用いられる。これらは，栄養士が対象者と面接し，フードモデルなどをみせ，24時間以内に食べたものを思い出し，食後にその都度，自己記録してもらう。それぞれの方法には，利点と問題点がある（表6）。記録された食事内容から，食品ごとの摂取量を算定し，日本食品標準成分表を用いて栄養計算をする。摂取食品記録法のなかには写真を撮って記録し，それをAIなどで解析する技術が進歩している。

第7章

傷病者の栄養ケア

傷病者のケアにおいても栄養はとても重要な役割を担っている。かかわる疾患の代表例には，肥満，痩せ，糖尿病，脂質異常症，高血圧症，貧血，食物アレルギー，がんなどがある。また，外科療法を行った患者の栄養管理，各種栄養補給の意義や方法も本章で学ぼう

① 食事療法

人類は古くから，病気の発症や治療に，特定の食物が影響していることを経験的に知っていた。したがって，古今東西，どのような医療にも**食事療法**は存在する。しかし，病院の食事に栄養学が本格的に導入されるようになったのは，第二次世界大戦以後のGHQ（連合国軍最高司令官総司令部）の指導によるところが大きい。当時，わが国の医療の近代化を図るために，医療の憲法となる**医療法**を創設して，病院給食，治療食の栄養基準と調理方法，さらに病院への栄養士の配置などを法的に位置づけたのである。その後，病院食が診療報酬の対象になり，食事療法は医療の一環と考えられるようになったのである。

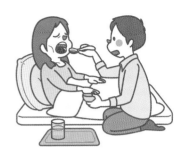

② 栄養がかかわる主な疾患

栄養性疾患とは，エネルギーや栄養素の異常な摂取が，発症に直接関与する病気を指し，エネルギーの過不足による肥満，痩せの他，タンパク質，ビタミン，ミネラルの欠乏症や過剰症などがある。

また，その他にも肝臓病や膵臓病，がんのように栄養が深くかかわり，食事療法が重要となる疾患もある。

❶ 肥満

Ⓐ 食事療法の基本

肥満は，食事からの摂取エネルギー量が，生命維持や身体活動による消費エネルギー量より過剰になる状態が継続的に起こり，余分なエネルギーが体脂肪として異常に蓄積された状態である（図1，⇒第4章❷）。体脂肪が異常に増大して各種合併症が発症すれば**肥満症**となる。肥満の食事療法の基本は，減食により摂取エネルギー量を制限し，運動により消費エネルギー量を増加させて，体内にエネルギーの不足状態をつくることである。エネルギー不足を補うために体脂肪の分解が亢進し，結果的に体脂肪が減少することになる。

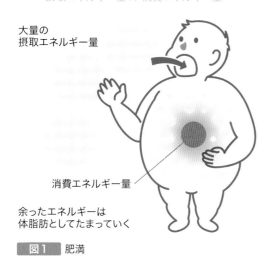

摂取エネルギー量 >> 消費エネルギー量

大量の
摂取エネルギー量

消費エネルギー量

余ったエネルギーは
体脂肪としてたまっていく

図1 肥満

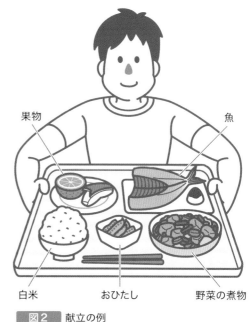

果物　魚

白米　おひたし　野菜の煮物

図2 献立の例

B 食事療法の方法

　低エネルギー食を続ければ体重減少は可能だが，減量中においても，摂取する食物はすべての栄養素の必要量が確保され，リバウンドを起こさせずに減量体重が維持できるものでなければならない。低エネルギー食は，一般的には，600〜700 kcal/日の**超低エネルギー食（VLCD）**と，1,000〜1,600 kcal/日の**低エネルギー食（LCD）**に分類される。さらに，低エネルギー食は内容からみて**低脂肪食**と**低糖質食**に分類される。どのような食物を摂るかは，肥満の程度や肥満に伴う代謝障害の内容，さらに食習慣によって個々に選択する。例えば，高血糖状態にある人は低糖質食とし，脂質異常状態にある人は低脂肪食にしたうえで脂質の内容を検討することが必要になる。肥満者に対して低エネルギー食を実施すれば，体重や体脂肪の減少が観察され，それに伴い血糖，血清脂質，血圧などが減少し，非感染性疾患の予防に有効となる。

　減量は，リバウンドを起こさせずに必要な栄養素を確保するために，月に1〜2 kg程度の穏やかな目標とし，運動や行動修正療法★を併用したほうが効果的である。栄養素の必要量を確保するために，毎食ご飯を軽く1杯（食パン1枚），肉か魚さらに大豆の料理を1皿，それに野

★行動修正療法：人間の行動が成立するしくみに関する科学的な分析結果をもとに，目的に対して不適切な行動を自らの力で改善させるもの

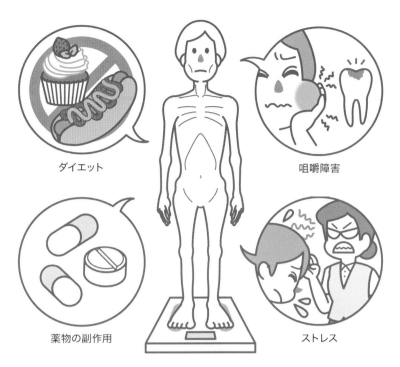

ダイエット　　　咀嚼障害

薬物の副作用　　ストレス

図3　痩せの原因

菜料理を1〜2皿とし，1日に牛乳コップ1杯と果物1個を食べるように
する（図2）。あとは，ゆっくりとよく咀嚼し，規則正しく，おいしく食
べて，継続するために毎朝体重を測定・記録し，ときどき食べたものを
撮影して自己チェックするように指導する。

2 痩せ

A 食事療法の基本

　痩せは，標準体重に比べて，体重が著しく減少している状態をいう。
肥満は体脂肪が異常に増大した状態をいうが，痩せは単に体脂肪が減少
しているだけではなく，体タンパク質も減少した慢性的な低栄養状態で
ある。一般には，BMIが $18.5 \ \mathrm{kg/m^2}$ 未満を痩せと判定する。痩せの原因
には，ダイエットのような意図的な減食や咀嚼障害，薬物の副作用，ス
トレスなどによる摂食量の減少などがある（図3）。消化・吸収障害，糖
尿病，甲状腺機能亢進症などの症状として出現することもある。痩せは，
拒食症，貧血，骨粗鬆症，さらにフレイルなどのリスクを増大させる。

食事療法の基本は，痩せの原因を明らかにして，摂食量を増大させることである。

B 食事療法の方法

　食思不振の場合は，塩味・酸味が強いものや，香辛料の効いているものなど，嗜好性の高い食品や調理法を活用して，食欲を増大させる。1回の摂取量が少ない場合が多いので，間食を利用した頻回食とし，高エネルギー食で，タンパク質，脂質，ビタミン，ミネラルの含有量が多い食物を積極的に摂取する。経腸栄養食品，消化・吸収がよい中鎖脂肪酸（MCT），甘味の少ないデキストリンなどの特殊な栄養食品を活用するのもよい方法である。

3 タンパク質欠乏症

A 食事療法の基本

　タンパク質欠乏症とは，エネルギーは比較的に十分補給されているが，タンパク質の摂取が長期間に不足して発症する病気である。**クワシオルコル**★といわれる（図4）。タンパク質の不足は，摂取する食物の偏りや摂取量の減少により起こる。膵臓疾患，炎症性疾患，短腸症候群によるタンパク質の消化・吸収障害，タンパク漏出性胃腸症，さらに肝硬変によるタンパク質合成量の低下などを原因として発症することもある。欠乏症状として，体力・活動量の減少，低タンパク血症，浮腫，腹水，免疫能の低下，創傷治癒の遅延，精神活動の低下などが観察される。

　タンパク質欠乏状態は，タンパク質の摂取量不足，血清アルブミン値の低下，筋肉量や筋力の低下などで診断できる。食事療法の基本は，原疾患が存在する場合は疾病の治療を行いつつ，タンパク質の摂取量を増大していく。

B 食事療法の方法

　全体の摂取量を増加させて，エネルギーとタンパク質の摂取量を増大する。三食で摂取できない場合は，間食で量を増やす。肉類，魚介類，卵類，大豆製品，牛乳・乳製品などのタンパク質食品を献立に積極的に組み込んでいく。食間に高タンパク質経腸栄養やプロテイン，アミノ酸のサプリメントを活用するのも便利な方法である。

★腹部の膨張が典型的な症状である

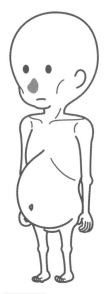

図4 クワシオルコル

4 ビタミン・ミネラル欠乏症

A 食事療法の基本

　ビタミン・ミネラル欠乏症とは，ビタミンやミネラルの摂取量が長期にわたって不足し，種々の臨床症状が出現した状態である。ビタミンやミネラルの含有量の多い食物の摂取不足や，身体活動量やストレスの増大，さらに疾病によりこれらの必要量が増大することによって発症する（⇒第2章表9，表11）。

B 食事療法の方法

　食事や臨床検査，さらに臨床徴候を検証し，欠乏しているビタミンやミネラルを明確にして，該当する**ビタミン剤**や**ミネラル剤**を投与する。また，補完的治療法としてビタミンやミネラル含有量の多い食事療法を行う。ビタミン，ミネラルが多い食物を日常的に摂取すれば，これらの欠乏症の予防にもなる。栄養サプリメントや栄養機能性食品の活用も検討する。

5 糖尿病

A 食事療法の基本

　糖尿病は，膵臓から分泌されるインスリンの量が不足するか，作用が低下することにより，異常な高血糖状態になる疾患である。この状態が長期に及ぶと糖質や脂質の代謝異常を起こし，動脈硬化，腎症，網膜症，神経障害などの**合併症**を招く（図5）。糖尿病の食事療法の基本は，糖質代謝を中心とした各種代謝をできる限り正常に近づけ，増悪化防止を行い，合併症を予防することである。日本糖尿病学会編集による「糖尿病診療ガイドライン2019」には，次のような内容が示されている。

B 食事療法の方法

　2型糖尿病に対しては，インスリン抵抗性を改善するために低エネルギー食を実施する。摂取エネルギー量の算出には，年齢，性，身長，体重，身体活動量，合併症の有無などを考慮するが，通常，摂取エネルギー量は身体活動量に合わせて算出され，軽い労作（大部分が座位の静的活動）は25〜30 kcal，普通の労作（座位中心だが通勤・家事，軽い運動を含む）は30〜35 kcal，重い労作（力仕事，活発な運動習慣がある）

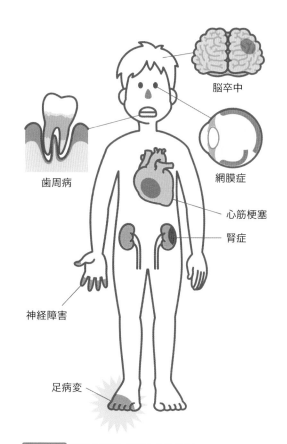

図5 糖尿病が引き起こす合併症

は35 kcalを，目標体重に乗じた値で算出する。同じ身体活動量なら，肥満者や高齢者には低い値を，痩せや若年者には高い値を用いる。積極的な減量が必要な場合は，月に1〜2 kgの減量を目標とする。

　小児の場合は，成長を考慮し，

　摂取エネルギー ＝ 1,000 ＋（100×年齢）kcal

で算出するが，基本的には，厚生労働省が発表している「日本人の食事摂取基準」を目標値にする。食事療法の開始当初では，週に0.5〜1 kgの減量により血糖，脂質，さらに血圧の改善が観察されるが，長期に及ぶとコントロール状態の悪化がみられるので，持続的な指導が必要となる。

　エネルギー産生栄養素の摂取は，タンパク質を**1.0〜1.2 g/kg目標体重**

とし，脂肪は摂取エネルギー量の**20〜25％**として，残りを炭水化物とすることを基本とする。過度な脂肪摂取は血清脂質の状態を悪化させ，過度な炭水化物摂取は血糖状態を悪化させるため，エネルギー産生栄養素の摂取は，個々の患者のリスク状態により個別に設定することが必要である。例えば，食後血糖値や中性脂肪が上昇している場合は糖質の割合を減少させ，LDLコレステロールが上昇している場合は，飽和脂肪酸の摂取量を減少させる。低糖質食を実施する場合，穀類は，食物繊維，各種ビタミン，ミネラルの重要な供給源であることも忘れてはならない。

　糖尿病では，食後の血糖値の異常な上昇が心血管死のリスクを高める。食後の血糖値を調節する指標として提唱されているのがglycemic index（GI）値である。GI値は，糖質の摂取量が多くなると上昇し，水溶性食物繊維，脂肪，タンパク質，酢，牛乳・乳製品と一緒に摂取すると上昇を抑制することができる。尿中に微量アルブミンが観察される場合には，腎臓への負荷を軽減するために，タンパク質摂取を制限する。

　糖尿病患者の食事では，減食に伴ってビタミンやミネラルの不足状態をきたす傾向がある。ビタミンやミネラルの不足が糖尿病の発症や増悪化に関与することもあるので注意を要する。また，糖尿病では血圧が高くなりやすいため，血圧の管理も重要である。塩分の過剰摂取は血圧上昇の誘因となるので，1日6g以下を目標とする。味噌，醤油，食塩などの使用量を控え，薄味に慣れるようにする。欠食，食べる順番，早食いなどによっても血糖状態は変化する。規則正しく，ゆっくり食べることが大切である。

⑥ 脂質異常症

Ａ 食事療法の基本

　脂質異常症とは，血液中のコレステロールやトリグリセリドが異常状態になり，**動脈硬化**＊（図6）の誘因となっている疾患である。脂質の構成成分である脂肪酸は，飽和脂肪酸（ミリスチン酸，パルミチン酸，ステアリン酸など），一価不飽和脂肪酸（オレイン酸など）および多価不飽和脂肪酸に分類される。さらに多価不飽和脂肪酸は，植物油脂に多いリノール酸が属するn-6系脂肪酸と魚油に多いEPA，DHAが属するn-3

★動脈硬化：動脈の血管の内側にコレステロールと線維などのプラークがたまることで，血管が狭くなったり，弾力がなくなる状態のこと。病名ではない

系脂肪酸に分類される。脂質異常症の食事療法では，摂取エネルギーや炭水化物の制限と同時に，このような質の異なる脂質の摂取割合を改善することが基本になる（⇒第3章❻）。肥満を合併する場合は，肥満の改善が第一に必要であり，脂質異常の種類により，脂肪の種類を検討する。

Ｂ 食事療法の方法

血清総コレステロールおよびLDLコレステロールの値が高い場合は，飽和脂肪酸が多い動物油脂を制限し，血清総コレステロールやLDLコレステロールの値の低下作用がある植物油脂を積極的に摂取する。しかし，多価不飽和脂肪酸の過剰摂取は，HDLコレステロール値も低下させ，酸化反応を受けやすくさせるので，HDLコレステロール値が低値を示す場合は，一価不飽和脂肪酸であるオレイン酸を多く含むオリーブ油を使用する。オリーブ油は，LDLコレステロール値を低下させるがHDLコレステロール値には影響を与えない。魚介類に多いn–3系脂肪酸の摂取量と冠動脈イベントや心筋梗塞による死亡率には負の相関関係が認められている。魚介類の油脂にはトリグリセリド値の低下作用，血圧低下作用，血小板凝集抑制作用，内皮機能改善効果が認められている。

つまり，肉類（特に内臓類），卵類，菓子類を控えて，精製度の低い穀類を主食とし，魚介類，海藻類，大豆類，野菜類を主たるおかずにして，

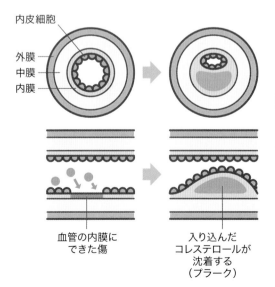

内皮細胞
外膜
中膜
内膜

血管の内膜にできた傷

入り込んだコレステロールが沈着する（プラーク）

図6 動脈硬化

動脈は3つの膜（外膜，中膜，内膜）からなり，血液と接する内膜の表面に内皮細胞がある。この細胞は血液から必要な成分を取り込むフィルターとして働く。中膜は平滑筋細胞などでできており血管の弾性を保つ。外膜は筋肉層につながる神経や栄養供給用の毛細血管がある

薄味にする低エネルギー食が基本となる。

⑦ 高尿酸血症・痛風

Ⓐ 食事療法の基本

　高尿酸血症は，血液中の尿酸濃度が異常に高値になった疾患である。これは痛風の名でよく知られている。痛風は，尿酸が結晶化して尿酸塩となり，これが関節に蓄積して急性関節炎を起こした状態をいう（図7）。血液中の尿酸値が上がる原因には，肝臓での尿酸産生の増大，腎臓での尿酸の排泄低下などがあり，これらを起こさないようにすることが食事療法の目的になる。食事療法の基本は，尿酸の産生を抑制するために，過食・肥満，高プリン体・高タンパク質食の多食，アルコールの多飲を控え，尿酸の排泄を増大させるために水分補給を十分行う。プリン体については，従来いわれてきたような厳しい制限は必要ないが，プリン体の含有量が著しく多い食物は控えるようにする。

Ⓑ 食事療法の方法

　肥満を改善し，体重増加が起こらないように摂食量を調整する。タン

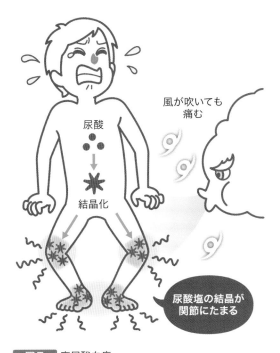

図7 高尿酸血症

表1 食品中プリン体含有量

食品	含有量 (mg/100 g)
鶏卵	0.0
牛乳	0.0
チーズ	5.7
豆腐（冷奴）	31.1
干ししいたけ	379.5
レバー（鶏肉）	312.2
カツオ	211.4
大正エビ	273.2
カツオブシ	493.3
ニボシ	746.1
イサキ白子	305.5

公益財団法人　痛風財団：食品・飲料中のプリン体含有量
「食品中のプリン体含有量　一覧表（PDF）」を参考に作成

パク質の摂取は1 g/kg標準体重前後にし，プリン体が比較的少ない卵類，大豆製品，乳製品を積極的に料理にとり入れる。一方，動物の内臓類や干物などはプリン体が多いので控える（表1）。また，尿酸は血液のpHが酸性に片寄ると排出されにくいため，野菜類，海藻類，果物類は十分摂る。

8 高血圧症

A 食事療法の基本

　高血圧症の食事療法の基本は，減量と減塩である。BMIが25 kg/m²以上の高血圧症患者には，食事療法により減量を行う。減量すれば，血圧の低下と同時に脂質異常の改善もみられる。食塩に含まれるナトリウム摂取量が減少すればするほど血圧は低値となる。減塩以外にも，食物繊維とカリウムの摂取量を増大させることが血圧の減少に有効である。

B 食事療法の方法

　肥満を合併する高血圧症患者には減量を行い，肥満が合併しない場合は徹底した減塩食とする。柑橘類や香辛料を使用し，減塩醤油，味噌などの減塩食品を活用して，おいしく食べられるようにする工夫をする。

その他，魚介類，大豆製品，牛乳・乳製品，野菜類，果物類，海藻類を積極的に摂取し，タンパク質，食物繊維，カリウム，カルシウムなどを積極的に摂るようにする。

DASH食は，食物繊維とカリウムの含有量が多い野菜類や果物類，さらに低脂肪乳を積極的に摂取し，脂肪，菓子類，糖分入り飲料，肉の摂取を抑える食事である。高血圧症患者にDASH食と一般的なアメリカ食を与え比較した結果，食塩摂取量が減少すると両群とも血圧は有意に低値となったが，どの食塩摂取量においてもDASH食群のほうが一般的アメリカ食群より有意に低値を示した。

9 慢性腎臓病（CKD）

A 食事療法の基本

慢性腎臓病（CKD）は，尿タンパク陽性などの腎疾患を示す所見，もしくは腎機能低下が3カ月以上続く状態である。食事療法は，CKDのステージにより異なる。エネルギーが十分補給されたもとでのタンパク質と塩分の調節が基本になる。

B 食事療法の方法

いずれのステージにおいてもBMIが25 kg/m^{2}以上の肥満が存在すれば，CKDの増悪化を予防するために，減食，減量を行い，高血圧が存在する場合は食塩摂取量を6 g/日未満に制限する。腎機能低下のステージは**糸球体ろ過量★**（GFR）により診断され，ステージによりタンパク質摂取量が決まる。タンパク質摂取量は，GFRが60 mL/分/1.73 m^{2}なら制限する必要はないが，30〜59 mL/分/1.73 m^{2}の中等度なら0.9〜1.0 g/kg標準体重まで減少させ，さらに15〜29 mL/分/1.73 m^{2}と高度に低下すれば0.6〜0.8 g/kg標準体重まで減少させる。高カリウム血症がみられる場合は，カリウムの摂取量を制限する。タンパク質の制限が厳しくなれば，日常の食品だけでは料理や献立が困難になるので，傷病者用の低タンパク質食品の活用も検討する。低タンパク質食を長期に摂ると栄養状態への影響も出てくるので，栄養状態を評価，判定しながら実施することも必要である。

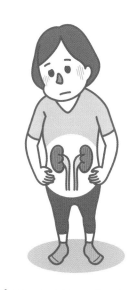

★糸球体ろ過量：尿は腎臓の糸球体で血液をろ過してつくられる。このろ過される量のことをいう

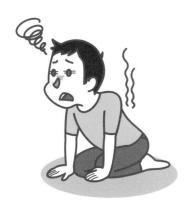

🔟 貧血

A 食事療法の基本

　貧血とは血液中のヘモグロビン濃度あるいは赤血球が減少している状態をいう。食事に関係する貧血には，**鉄欠乏性貧血**と**巨赤芽球性貧血**（⇒第2章❻）がある。鉄欠乏性貧血では，鉄不足が原因なので鉄の摂取量を増大させ，巨赤芽球性貧血では，赤血球の前段階である赤芽球細胞の分裂障害により巨赤芽球が出現することが原因なので，細胞分裂に関与する栄養素（ビタミンB_{12}や葉酸）の摂取を基本にする。

B 食事療法の方法

　鉄欠乏性貧血が病的状態にある場合は，食事療法のみで治療することは不可能で，**鉄剤**を用い，食事療法は補助療法となる。しかし，貧血の予防や再発防止には食事療法は有効である。食事療法では，単に鉄の摂取量を増大させるだけではなく，鉄の吸収をよくすることも重要である。一般に，鉄は肉類や緑黄色野菜に含有されている。肉類（特にレバー）など，動物性食品に含有されている鉄は**ヘム鉄**とよばれ，鉄の吸収率が15〜20％と高い。しかし，植物性食品に含まれている**非ヘム鉄**は，吸収率が2〜5％と低い。したがって，鉄含有量の多い緑黄色野菜から摂取する場合には，吸収率を高めるビタミンCや動物性タンパク質食品と一緒に食べるようにする。

　巨赤芽球性貧血の食事療法は，赤芽球細胞の分裂に関与するビタミンB_{12}と葉酸の補給が中心になる。ビタミンB_{12}はレバーに，葉酸は緑黄色野菜，豆類，レバーなどに含まれている（表2）。

　鉄欠乏性貧血でも巨赤芽球性貧血でも，貧血治療には全身栄養状態を改善することも必要であり，痩せている場合は，全体の摂取量を増大して，体重増加を図る。特にタンパク質の摂取量を増加することが必要で，タンパク質摂取量は1.2 g/kg標準体重を目標にする。

表2 ビタミンB₁₂と葉酸が多い食品

食品名	ビタミンB₁₂含有量（µg/100 g）
しろさけ（めふん）	327.6
しじみ（水煮）	81.6
あまのり（干しのり）	77.6
あゆ（天然）	60.3
うし（肝臓）	52.8
食品名	葉酸含有量（µg/100 g）
あまのり（やきのり）	1,900
にわとり（肝臓）	1,300
うし（肝臓）	1,000
ぶた（肝臓）	810
だいず	460

「日本食品標準成分表2015年版（七訂）」（文部科学省 科学技術・学術審議会資源調査分科会），2015を参考に作成

⑪ 食物アレルギー

Ａ 食事療法の基本

　生体は，細菌やその他の異物（**抗原**）が侵入すると，それらの異物が再侵入しないように，リンパ球（B細胞）で**抗体**をつくる。抗原に抗体が結合することを**抗原抗体反応**という。**食物アレルギー**とは，食物によって引き起こされる抗原抗体反応によって，生体にとって不利益な症状（組織障害など）が惹起される現象をいう（図8）。食事療法は，アレルギーの原因物質となる**アレルゲン**を含有する食品を除去しながら，適正な栄養摂取をすることが基本になる。

Ｂ 食事療法の方法

　すべての食品がアレルゲンになる可能性はあるが，アレルゲンの多くは食品中に含まれるタンパク質で，代表的なものに卵，乳，小麦，そば，落下生，えび，かにの7品目（特定原材料）がある。これらの加工食品にはアレルギー表示をすることが義務づけられている。食物アレルギーの可能性が比較的高い食品として表示が推奨されているものは，アーモンド，あわび，いか，いくら，オレンジ，キウイフルーツ，牛肉，くるみ，さけ，さば，大豆，鶏肉，バナナ，豚肉，まつたけ，もも，やまいも，

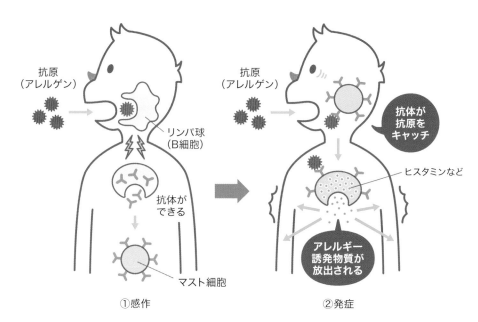

図8 アレルギー反応のしくみ
異物を認識し，排除するしくみを免疫といい，アレルギー反応も免疫の一部である。抗原の侵入により抗体がつくられ，マスト細胞の表面に抗体がくっついた状態で次回の異物侵入に備えられている。この状態を感作といい，感作された状態で再び抗原が侵入するとアレルギー反応が起こり，自らの体を傷つけてしまう

りんご，ゼラチン，カシューナッツ，ごまの21品目がある。

　食事療法では，これらの食品を除去したうえで，代替食品を用いたり，アレルゲンを除去した加工食品を利用したりすることで，タンパク質，ビタミン，ミネラルが不足しないようにする。

12 消化器疾患

A 食事療法の基本

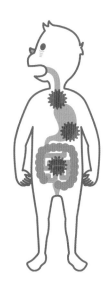

　食事に関係した**消化器疾患**には，口内炎（舌炎），食道炎，胃炎，腸炎などのように種々の原因による炎症がある。障害が発生している臓器の種類や，その疾患が急性期か慢性期かにより食事療法に対応の違いはみられるが，基本は，炎症に対する刺激の軽減と全身の栄養状態の改善をめざすことが目的となる。

B 食事療法の方法

　経口摂取が可能な場合，摂食，消化，吸収の能力を評価しながら，流動食，軟食，さらに常食へと移行する。具体的には，炎症への刺激が少なく，エネルギーや栄養素の含有量が多い食品選択や献立，調理が必要

である。

　日本人の消化管の炎症の多くは，胃の粘膜がヘリコバクターピロリ菌に感染することが主な原因で，除菌療法で完治すると食事制限は不要となる。しかし，タンパク漏出性胃腸症，潰瘍性大腸炎，さらにクローン病には，個別の対応が必要になる。タンパク漏出性胃腸症は，毛細血管透過性の亢進，胃腸粘膜上皮の異常などが関与し，原疾患を治療すると同時に，アルブミン製剤，経静脈栄養，成分栄養剤を用いた経腸栄養による積極的な栄養療法が必要になる（各種栄養療法については本章❸参照）。潰瘍性大腸炎やクローン病は原因不明の慢性炎症性疾患であり，活動期は腸管からの栄養補給が困難であることから，経静脈栄養補給法を用いて，緩解期への移行状態を観察しながら経管・経腸栄養，流動食，軟食へと徐々に移行していく。長期の栄養管理が必要となり，急性期・緩解期ともに頻回に炎症が起こることがあるので，栄養状態を評価，判定しながら，適正な栄養補給法を選択することが必要である。

⓭ 肝臓病，胆のう病，膵臓病

Ⓐ 食事療法の基本

　肝炎，胆のう炎，膵炎の急性期には，摂食，消化，吸収の能力が低下するので，絶食，末梢静脈栄養，流動食，軟食，そして常食へと移行していく。常食に移行しても，胆のう炎や膵炎では消化・吸収を容易にするために低脂肪食とする。肝炎では，栄養素に関する特別な配慮は必要ないが，肝硬変や肝がんではアミノ酸代謝異常があるために，低アルブミン血症，高アンモニア血症になりやすい。そこで，筋肉でも代謝されるバリン，ロイシン，イソロイシンといった分枝（分岐鎖）アミノ酸（BCAA）含有量が多い食品を用いる。高BCAA食は，高アンモニア血症や低アルブミン血症の発症を予防する。脂肪肝では，体脂肪の分解を亢進させるために，低エネルギー食として減量を行う。

Ⓑ 食事療法の基本

　肝臓病，胆のう病，膵臓病のいずれの場合においても，十分なエネルギー補給をすることが必要であり，**30〜35 kcal/kg標準体重**を目安とする。一方，脂肪肝においては，**20〜30 kcal/kg標準体重**を目安と

し，体脂肪の減少を目標にする。胆のう病，膵臓病の急性期には脂肪の
エネルギー比を20％以下の低脂肪食として，緩解期にも25％以上にな
らないようにする。肝硬変が悪化した非代償期では，高アンモニア血症
や慢性昏睡が起こりやすいため，食事からのタンパク質は0.6〜0.7 g/
kg標準体重に制限し，経口的BCAA製剤からアミノ酸を補給する。

消化器疾患では，脂肪肝を除き一般に食欲低下が起こるので，嗜好性
の高い食品や料理を選択し，おいしくする工夫が必要である。例えば，
食事の温度管理に配慮し，主食，主菜，汁物などは温かく，サラダ，お
ひたし，果物などは冷たくして，おいしく感じられるようにする。

🔢 がん

Ⓐ 食事療法の基本

がん予防に関係した食事については，次のことがわかってきている。

(1) 適正体重の維持

(2) 多様な食品を摂り，植物性食品（穀類，野菜類，果物類，豆類，
いも類）を基本にする

(3) 高脂肪食，赤身の肉類，塩分，アルコールを控える

(4) 食品添加物，残留農薬に注意する

(5) 食品を過度に焦がさない

(6) 腐りやすい食品は適正に冷凍，冷蔵する

がんの治療において，治療効果を上げる特別な食事療法は存在しない
が，外科療法，放射線療法，化学療法を実施した場合の補助療法として
用いる。例えば，がんの進行に伴う臨床症状や外科療法，放射線療法，
化学療法などの副作用として，摂食，咀嚼，嚥下，消化，吸収などの能
力が低下し，栄養状態が悪化する。栄養状態の悪化は，種々の治療効果
を阻害し，回復を遅らせ，患者のQOL（生活の質）の低下を招くことに
なるので，種々の栄養補給法により栄養状態の回復をめざす必要がある。

Ⓑ 食事療法の方法

経口療法が可能な場合は，摂取量を観察しながら，嗜好性を考慮して，
おいしく食べやすい調理法や献立を工夫する。つまり，軟らかく，口あ
たりがよく，飲み込みやすい食事とする。がん患者は匂いに敏感になる

ことが多く，このことが食欲にも影響を与えるので，食品や調理による匂いにも注意をする。味覚や摂食などの能力は病態や治療法により微妙に変化するので，患者の反応を確かめながら，そのつど工夫していくことが必要になる。経口摂取が困難で摂食量が不十分な場合は，カテーテルを用いた経腸栄養や経静脈栄養を活用する。

15 外科手術

A 食事療法の基本

　手術は，生体にとっては大きな侵襲であり，手術により栄養必要量は増大するが，疾病や障害が存在する場合には食物の摂取が困難になることが多い。特に消化器疾患の手術においては，このことが顕著に表れる。術前から栄養状態を改善し，術中・術後には疾病の種類にあわせた適正な食事療法や栄養補給が必要になる。

B 食事療法の方法

　どのような手術においても，術前にはできる限り高エネルギーで高栄養な食物が摂れるように工夫し，経口摂取が不十分な場合は，食事に経腸栄養食品をプラスする。

　手術後は，体重，摂取量，消化・吸収能力の低下，さらに必要量の増加の有無を種々の観察や検査によりモニタリングしながら，栄養の補給法と投与栄養量を検討する。一般に手術後は，消化管への負担を考慮して絶食から，流動食（後述），三分粥食，五分粥食，全粥食，そして常食へと段階が上がり，そのスケジュールはモニタリングしながら検討する。消化管の手術後は，原則として香辛料，炭酸飲料，カフェイン飲料，アルコール飲料の摂取は控える。1日3回の食事だと1食あたりの消化の負担が大きくなるので，間食を入れて頻回食として，1食あたりの負担を軽くすることも検討する。

❸ 栄養補給

栄養補給とは，体内にエネルギーや栄養素を補給することである。従来は，食物を加工・調理し，それらを口から摂取し，消化・吸収して栄養素として体内に運搬し，種々の代謝により，生命の糧としてきた。しかし，傷病者では，食欲が低下し，摂食，咀嚼，嚥下，消化，吸収が困難になり，経口摂取のみだと栄養素の補給が不十分な場合が生じる。そこで，管（カテーテル）を用いて，胃や腸，さらに血管に直接投与する方法が開発されてきた。これらは**経腸栄養**や**経静脈栄養**といわれ，これらを合わせて栄養補給という。現在は，日常的な食品だけではなく，特殊な食品や栄養剤，栄養補給の薬剤も開発されている。

栄養補給法は，**経口栄養**，**経腸（経管）栄養**，さらに**経静脈栄養**に分類され，それぞれに特徴がある（図9）。対象者の咀嚼，嚥下，消化，吸収の能力を判定し，これらのなかから適正な栄養補給法を実施する。

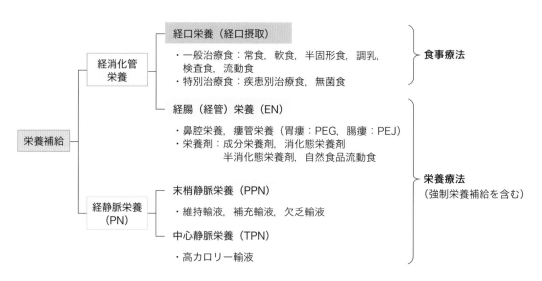

図9 栄養補給経路からみた区分

PN：parenteral nutrition，EN：enteral nutrition，PEG：percutaneous endoscopic gastrostomy，PEJ：percutaneous endoscopic jejunosstomy，PPN：peripheral parenteral nutrition，TPN：total parenteral nutrition
「医療・介護老人保健施設における臨地実習マニュアル〜臨床栄養学（第4版）」（寺本房子，他／編），建帛社，2009より引用

1 経口栄養（食事）

　経口栄養（**経口摂取**）とは，口腔を通し，食物を摂食して栄養素を補給する方法である（すなわち**食事**，図10）。最も生理的な摂取方法であるために他の強制的な栄養補給法に比べて有利な点は多い（表3）。

　なかでも，食べることにより口腔内で咀嚼し，食欲と味覚を満たすことの意義が大きい。おいしく食べることにより，その感覚情報が中枢神経を介して大脳に伝達され，それが消化管に作用し，消化のための準備体制がつくられるからである。

　摂食直後には消化，吸収，代謝のための消費エネルギー量の増大がみられ，これを**食事誘発性熱産生**という（⇒第4章**2**）。経管を用いて非経口的に補給すると，このような消費エネルギー量の増大はみられなくなる。

　なお，経口栄養には①食欲が存在すること，②咀嚼，嚥下が可能なこと，③上部腸管に閉鎖性病変が存在しないこと，さらに④適当な小腸の運動と面積があることなどの条件が必要となる。なかでも①と②は，経口栄養の特異的な条件であり，これらが欠落した場合には，管を用いた**強制的栄養補給法**が必要になる（次項）。経口栄養は，食べやすい形態にする工夫が必要となり，大きく分けて，ご飯を主食とした普通の食事である**常食**，粥食を主体とした**軟食**，固形分を含まない流動状の**流動食**★，軟食をミキサーにかけた**ミキサー食**，常食や軟食をきざんだ**きざみ食**，粘性をつけて口腔内と食道での通りをよくした**とろみ食**，1日に4回以上摂食する**頻回食**など，食事の軟硬や投与方法に特徴がつけられている。なお，常食から流動食まで，水分含有量が多くなるにつれて投与栄養量が減少していくことには十分注意しておくことが必要である。

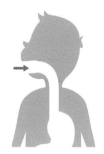

経口栄養

図10 経口栄養

★主食は重湯，くず湯で，野菜や牛乳，卵などを流動状にしたスープ，果物のジュースなどを組み合わせる

表3 経口栄養の利点

1. 最も生理的な栄養補給法で，特別な器具を必要としない
2. 補給されるものが量的にも質的にも豊富で，制限されるものが少ない
3. 食欲と味覚が満たされ，満腹感による精神的満足感が得やすい
4. 食事により内分泌系，神経系の調節を受けやすい
5. 口腔内を食物が通過することが，次の消化，吸収，代謝の起爆剤になる
6. 食物に含有される未知の栄養素や有効成分が摂取できる

② 経腸栄養

強制的栄養補給法を大別すると，腸管壁を利用する**経消化管栄養**と，利用しない**経静脈栄養**に分けられる（図9）。さらに経消化管栄養は食事のような**経口栄養**，管を用いた非経口の**経腸（経管）栄養**とに分けることができる。広義には経口的に摂取する食事も経腸栄養に含まれることもあるが，一般的には，管を用いた経腸（経管）栄養を経腸栄養とよぶ。経腸栄養は，食欲の低下や摂食障害により経口的に摂取できない場合や経口摂取がある程度可能だとしてもその摂取量が必要量を満たさない場合に，管を用いて**消化管へ強制的に流動食を投与する方法**である。鼻から管を通す経鼻栄養と胃に直接栄養を入れる胃瘻がある（図11）。管を用いて，必要なエネルギーや栄養素を定期的に投与させる必要性から，高濃度の流動食が必要となった。このことからこのようなものを**高流動食**とよぶこともある。

使用される経腸栄養食品は，含有される成分により**天然濃厚流動食**，**ポリメリック栄養食品**，**成分栄養剤**に分類され，それぞれ含有する成分

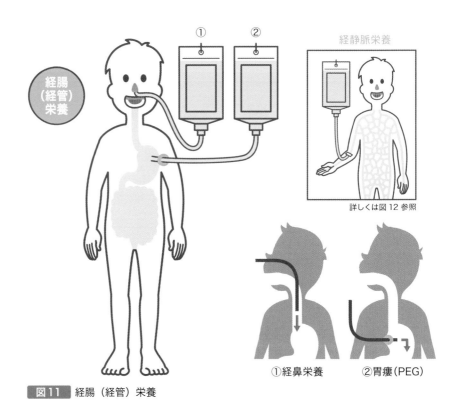

図11 経腸（経管）栄養

や形態が異なっている。

A 天然濃厚流動食

　重湯，牛乳，卵，にんじん，食パン，スキムミルクなどの自然の食品を材料とし，材料をブレンドして，裏ごしをし，通過性をよくしたものである。他の経腸栄養食品に比べて，消化・吸収に関する積極的な工夫がなされていない問題点はあるが，微量栄養素や未知の必須成分も含んだ栄養素が補給できる利点がある。長期に経腸栄養による補給が必要な場合に用いられる。

B ポリメリック栄養食品

　最も広く商品化されているタイプで，種類も多い。一部が消化されていることから**ポリメリック（高分子）栄養食品**という。**半消化態栄養剤**ともよばれる。多くが牛乳と大豆のタンパク質をベースにしているが，乳カゼインや粉乳単独のもの，さらに乳カゼインに粉乳，大豆タンパク質，さらにペプチドやアミノ酸などをプラスしたものまで多様である。脂質はエネルギー比で30〜40％が添加され，大豆油，乳脂肪，米油，コーン油，ヤシ油，さらに胆汁の作用なしに吸収される中鎖脂肪酸などが使用されている。糖質は多くがデキストリンをベースにしているが，スクロース，フルクトース，グルコースなどを添加したものもある。また，食物繊維やガラクトオリゴ糖を添加したものもある。食物繊維には，消化管粘膜の萎縮を防ぐこと，大腸内の微生物分布を改善すること，発酵産生物による生理的効果をもたらすこと，さらに下痢の予防効果などが期待されている。またこれらの食品は，ビタミン，ミネラル，微量元素の推奨量や目安量が確保されるように調節されている。消化管の一部が障害を受けている場合に用いられる。

C 成分栄養剤

　最小単位の成分で構成されていることから**エレメンタル食品**，もしくは，消化をほとんど必要としないので**完全消化態栄養剤**とよばれる。アミノ酸かアミノ酸が2〜3個エステル結合したペプチドが用いられている。アミノ酸は吸収過程で相互の競合が起こるが，ペプチドはそのまま濃度勾配により吸収されるので吸収率は高い。糖質としては浸透圧の上昇を抑えるためにデキストリンが用いられている。そのために，腸管内

でのアミラーゼ，粘膜上皮でのマルターゼによる消化作用を受ける必要がある。その他，必須脂肪酸，ビタミン，ミネラルが含有されている。

　胃部が広範囲に切除され，腸の一部にも障害があり消化機能がほとんど期待できない場合に用いられる。また，消化酵素分泌障害，誤嚥防止のための空腸内への注入，炎症性腸疾患におけるアレルゲンの除去などを目的としても用いられる。実際に投与する際は，栄養食品（剤）の種類，濃度，1回投与量，1日の投与回数，投与時間などを決定することが必要になる。投与濃度は，患者の消化・吸収能力を検討して0.25 kcal/dLから，2.0 kcal/dLの間で検討する。

D 経腸栄養の注意点

　経腸栄養による合併症には下痢があり，その要因には浸透圧，栄養剤の組成，投与速度，細菌による汚染などがある。特に細菌性の下痢は経腸栄養剤の不衛生な取り扱いが原因となることが多いので，その防止には，独立した無菌室内において消毒された調整器具を使用して，滅菌水製造装置による調整水で調整される必要がある。もし，このような施設設備がなければできる限りこれらの条件が満足される方法を用いることが大切になる。

　経腸栄養において，経口的に飲む場合は，各製品がもつ味の特徴を把握し，患者のニーズに沿って処方することが長期投与の鍵となる。経鼻的に行う場合には，管の気管内への誤挿入の防止や挿入位置の決定には十分な注意が必要となる。管留置中には，消化管内容物や栄養剤により管の閉塞が起こらないようにする。閉塞の予防には，水によるフラッシュや洗浄，さらにタンパク質分解酵素剤を管内に満たしておくことも，1つの方法である。

　経鼻的投与の場合，管の刺激による鼻咽頭炎や，胃内容物の気管内への流入による誤嚥性肺炎などの合併症が起こることがある。管に柔らかいシリコン性のものを用い，管の先端を十二指腸または空腸に留置し，投与速度を100 mL/h以下とするなどの工夫が必要である。下痢がひどい場合は，栄養剤の濃度を低下させ，成分としての脂質の量や質，さらに食物繊維の有無を検討する。また，投与速度を低下させたり，取り扱いの衛生管理の改善をしたりといった対応が必要な場合もある。

③ 経静脈栄養

　経静脈栄養とは，**静脈に直接栄養剤を投与する方法**であり，四肢の末梢静脈を利用する**末梢静脈栄養法**と上大静脈に挿入する**中心静脈栄養法**がある（図12）。経静脈栄養は消化管が利用できない患者や利用できても経腸栄養だけでは必要量が確保できない場合に用いられる。末梢静脈を利用する場合は，高濃度，高浸透圧の輸液では静脈炎を起こすために投与量に限界がある。一方，中心静脈を利用する場合は，血流量が多い部位に高濃度の輸液が投与できるので，1日に必要な栄養量を確実に投与することができる。

　投与される栄養剤は，グルコース，アミノ酸，脂肪乳剤，ビタミン，ミネラル，微量元素などで構成される。また，病態により糖質やアミノ酸の内容が調節される。

　中心静脈栄養法は，摂食，消化，吸収なしで長期に栄養補給ができるが，消化管を使用しないので，消化管粘膜の萎縮，脱落さらに腸内細菌が血管内に入るバクテリアトランスロケーションなどの合併症が起こりやすくなる。これらに十分注意して行う必要がある（表4）。

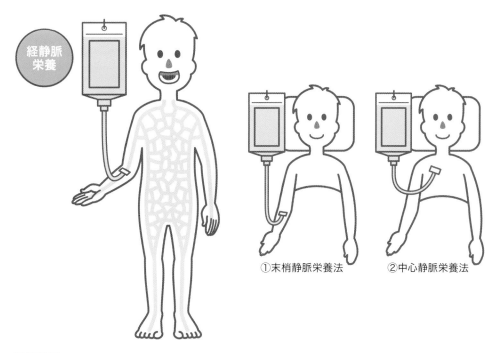

①末梢静脈栄養法　　②中心静脈栄養法

図12　経静脈栄養

表4 栄養補給法の特徴

	経口栄養	経腸栄養	経静脈栄養
摂食	＋	－	－
消化	＋	＋－	－
腸内発酵	＋	＋－	－
吸収	＋	＋	－
消化管における酵素とホルモンの刺激	＋	＋－	－
門脈の通過	＋	＋	－
消化管萎縮	－	－	＋
バクテリアトランスロケーション	－	＋	＋
感染症	－	＋－	＋
合併症	－	＋－	＋
コスト	－	＋－	＋

＋は必要性やリスクを示す

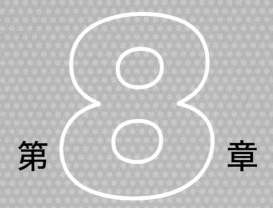

第8章

特別用途食品と
保健機能食品

特別用途食品とは，乳児，妊産婦，病者などの発育，健康の保持・回復に役立つように，特別に配慮して成分を調整した食品で，その旨を表示，販売することを国が許可した食品である。保健機能食品とは，特定の機能が表示できる食品をいう。これらについて学ぼう

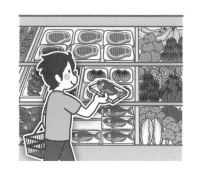

　われわれは，通常，スーパーマーケットやコンビニエンスストアで一般的な食品を購入して摂取している。これらの食品は，農業や水産業において生産された動物や植物を加工あるいは小分けしたもので，それぞれに含有される成分は，動植物の生育に都合のよい内容になっている。つまり，これらの食品は人間に必要なエネルギーと栄養素を供給するが，個々の食品の成分は，人間の健康を維持するのに都合のよい内容ばかりではない。必要な栄養素以外にも，塩分，飽和脂肪酸などの健康のリスクを高める成分も含まれており，栄養素のバランスがとれているわけでもない。このような自然の食品が抱える問題を考慮して，人間の健康状態や栄養状態の維持・増進に役立つように特別に配慮して成分を調整し，その旨を表示したうえで販売することを国が許可したものを**特別用途食品**という。つまり，一般の食品と薬品の中間に位置する食品だといえる。特別用途食品には，病者用食品，妊産婦・授乳婦用粉乳，乳児用調製乳，えん下困難者用食品がある★（図1）。

★特定保健用食品は，健康増進法では特別用途食品の1つとして取り扱われていたが，その後，保健機能食品制度ができたことに伴い，食品衛生法に規定する保健機能食品の1つとしても取り扱われることとなった

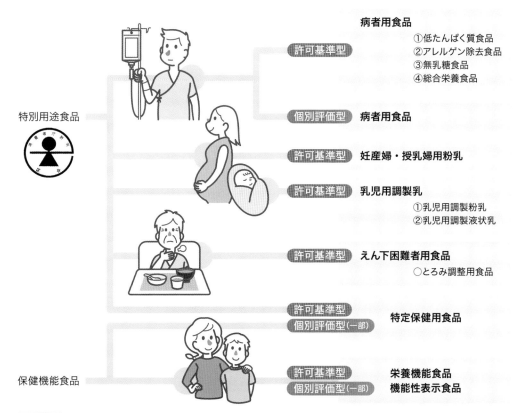

図1 特別用途食品と保健機能食品の種類

- 特別用途食品
  - 許可基準型　病者用食品
    - ①低たんぱく質食品
    - ②アレルゲン除去食品
    - ③無乳糖食品
    - ④総合栄養食品
  - 個別評価型　**病者用食品**
  - 許可基準型　**妊産婦・授乳婦用粉乳**
  - 許可基準型　**乳児用調製乳**
    - ①乳児用調製粉乳
    - ②乳児用調製液状乳
  - 許可基準型　**えん下困難者用食品**
    - ○とろみ調整用食品
- 保健機能食品
  - 許可基準型／個別評価型（一部）　**特定保健用食品**
  - 許可基準型／個別評価型（一部）　**栄養機能食品**／**機能性表示食品**

1 病者用食品

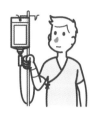

　一般に食事療法は，一般的な食品の中から適切なものを選択し，成分を調整してから対象者に与えられる。しかし，成分の調整が厳しく決められていて，リスク成分を厳格に除去する場合や物理的に摂食，咀嚼，嚥下が困難な場合には，**病者用食品**が用いられる。具体的には，低たんぱく質食品，アレルゲン除去食品，無乳糖食品，総合栄養食品（表1）などの許可基準型と，これらの疾患に該当しない個別評価型の病者用食品がある。

2 妊産婦・授乳婦用粉乳

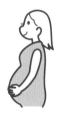

　健康な妊産婦・授乳婦の栄養補給として用いられ，表示許可基準が定められている（表2）。

3 乳児用調製乳

　乳児用調製粉乳と**乳児用調製液状乳**があり，**母乳の代替食品**として用いられ，表示許可基準が定められている（表3）。

表1 病者用食品の特徴

食品群	表示	規格
低たんぱく質食品	腎疾患のようにタンパク質制限を必要とする疾患	タンパク質含有量が通常食品の30％以下
アレルゲン除去食品	食物アレルギー患者	特定のアレルゲンを不使用または除去した食品
無乳糖食品	乳糖不耐症またはガラクトース血症の患者	ラクトースまたはガラクトースを除去した食品
総合栄養食品	通常の食事で栄養が十分摂れない傷病者	液状か半固形状で栄養素をバランスよく含有している

表2 妊産婦・授乳婦用粉乳の表示許可基準

成分	製品1日摂取量中の含有量
熱量	314 kcal 以下
タンパク質	10.44 g 以上
脂質	2.30 g 以上
糖質	23.66 g 以上
ナイアシン※1	0.29 mg 以上
ビタミンA※2	456 μg 以上
ビタミンB1	0.86 mg 以上
ビタミンB2	0.76 mg 以上
ビタミンD	7.5 μg 以上
カルシウム	650 mg 以上

※1 ニコチン酸およびニコチンアミドの合計量に1/60トリプトファン量を加えた量
※2 ビタミンA効力を示すレチノール，α–カロテンおよびβ–カロテンなどの合計量
「別添 特別用途食品表示許可基準並びに特別用途食品の取扱い及び指導要領（最終改正 平成30年8月8日 消食表第403号）」消費者庁より引用

表3 乳児用調製乳の表示許可基準

成分	100 kcalあたりの組成	成分	100 kcalあたりの組成
タンパク質（窒素換算係数6.25として）	1.8〜3.0 g	葉酸	10〜50 μg
脂質	4.4〜6.0 g	イノシトール	4〜40 mg
炭水化物	9.0〜14.0 g	亜鉛	0.5〜1.5 mg
ナイアシン※1	300〜1,500 μg	塩素	50〜160 mg
パントテン酸	400〜2,000 μg	カリウム	60〜180 mg
ビオチン	1.5〜10 μg	カルシウム	50〜140 mg
ビタミンA※2	60〜180 μg	鉄	0.45 mg 以上
ビタミンB1	60〜300 μg	銅	35〜120 μg
ビタミンB2	80〜500 μg	ナトリウム	20〜60 mg
ビタミンB6	35〜175 μg	マグネシウム	5〜15 mg
ビタミンB12	0.1〜1.5 μg	リン	25〜100 mg
ビタミンC	10〜70 mg	α-リノレン酸	0.05 g 以上
ビタミンD	1.0〜2.5 μg	リノール酸	0.3〜1.4 g
ビタミンE	0.5〜5.0 mg	カルシウム/リン	1〜2
		リノール酸/α-リノレン酸	5〜15

※1 ニコチン酸およびニコチンアミドの合計量
※2 レチノール量
「別添 特別用途食品表示許可基準並びに特別用途食品の取扱い及び指導要領（最終改正 平成30年8月8日 消食表第403号）」消費者庁より引用

4 えん下困難者用食品

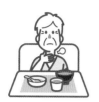

　えん下困難者用食品は，咀嚼を容易にし，誤飲を防ぐことを目的に開発された食品である。表示許可基準は，硬さ，付着性および凝集性の物性によって，Ⅰ，ⅡおよびⅢの区分に分けられている。さらに，消費者が感覚的に理解し，食品を判別しやすくするために，液体に添加して物性を調整する**とろみ調整用食品**を，Ⅰ「そのまま飲み込める性状のもの」，Ⅱ「口の中で少しつぶして飲み込める性状のもの」，Ⅲ「少し咀嚼して飲み込める性状のもの」の3つの段階で表現している（表4）。

表4　とろみ調整用食品の表示許可基準

許可基準区分を表す文言	性状
Ⅰ 「そのまま飲み込める性状のもの」	均質なゼリー状
Ⅱ 「口の中で少しつぶして飲み込める性状のもの」	均質なゼリー・プリン・ムース状
Ⅲ 「少しそしゃくして飲み込める性状のもの」	不均質なものを含む，まとまりのよいおかゆ状

性能要件

1) 溶解性・分散性（調整する際，10℃，20℃および45℃において，5 mm以上の不溶解物の塊（だま）が認められないこと）
2) 経時的安定性（調整30分後の粘度が，調整10分後の粘度の±15％以内であること）
3) 唾液抵抗性（調整後，アミラーゼを添加し，30分後の粘度が，アミラーゼ無添加の粘度の75％以上であること）
4) 温度安定性（調整後の10℃，45℃の粘度がそれぞれ20℃の粘度の±35％以内であること）

「別添 特別用途食品表示許可基準並びに特別用途食品の取扱い及び指導要領（最終改正 平成30年8月8日 消食表第403号）」消費者庁を参考に作成

⑤ 保健機能食品

　保健機能食品は，特定の機能の表示ができる食品をいい，①特定保健
用食品，②栄養機能食品，③機能性表示食品の3種類がある。

◢１ 特定保健用食品

　特定保健用食品（通称：トクホ）は，基本的には，科学的なエビデン
ス（根拠）により，個々の食品ごとに国が審査を行い，個別の保健機能
を確かめたのち，消費者庁長官が表示を許可しているものであるが，機
能成分のデータの蓄積が多く，広くその有効性が認められているものに
関しては，規格基準に適合すれば許可される。規格基準型には，難消化
性デキストリン，ポリデキストロース，大豆オリゴ糖などがある。表示
内容には，「おなかの調子を整える」「コレステロールの吸収を抑える」
などがあり，関与成分にも種々の種類があり，すべて非栄養素である
（表5，図2）。

図2　特定保健用食品のマーク

◢２ 栄養機能食品

　栄養機能食品は，ビタミンやミネラルなどの摂取が，日常の食事から
だけでは不足しがちな場合，その補給・補完のために利用する食品であ
り，栄養補助としての役割を果たす。栄養機能食品の成分として表示で

表5　主たる特定保健用食品と関与成分

表示内容	関与成分
おなかの調子を整える 便通改善	各種オリゴ糖，ビフィズス菌，食物繊維
血糖関係	難消化性デキストリン
血圧関係	ラクトトリペプチド
コレステロール関係	大豆タンパク質，キトサン
脂質関係	ジアシルグリセロール，EPA，DHA
歯関係	パラチノース，キシリトール
骨関係	大豆イソフラボン
ミネラルの吸収促進	カゼインホスホペプチド，クエン酸リンゴ酸カルシウム，ヘム鉄，フラクトオリゴ糖

表6 栄養機能食品として機能表示ができる栄養成分

ビタミン	ナイアシン，パントテン酸，ビオチン，ビタミンA（β-カロテン），ビタミンB₁，ビタミンB₂，ビタミンB₆，ビタミンB₁₂，ビタミンC，ビタミンD，ビタミンE，ビタミンK，葉酸
ミネラル	カルシウム，亜鉛，銅，マグネシウム，鉄，カリウム
脂質	n-3系脂肪酸

きる栄養素には，ビタミンが13種類，ミネラルが6種類，脂質が1種類存在する（表6）。機能性を有することが確認された栄養成分を一定の基準量含む食品であれば，届出をしなくても国が定めた内容により機能性を表示することができる。

3 機能性表示食品

　機能性表示食品は，事業者の責任において，科学的エビデンスに基づいた機能性を表示した食品である。特定保健用食品のように，国の審査や許可は必要ないが，販売前に安全性および機能性の根拠に関する情報などを消費者庁長官へ届ける必要がある。

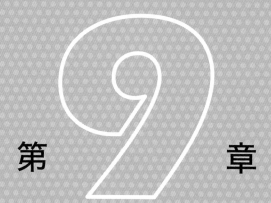

第9章

健康づくりと栄養

　わが国は，国民の健康づくりを目的
に，健康増進と疾病予防に関する健
康・栄養政策を実施している。本章で
は，その基本となる「食事摂取基準」と
「食生活指針」について学ぼう

❶ 健康増進と疾病予防

🔟 栄養改善から健康増進へ

　明治維新以前の日本人の栄養状態は必ずしも優れたものではなかった。主食偏重の食習慣と貧困により，食品は量・質ともに貧弱で，タンパク質，脂肪，さらに各種ビタミン，ミネラルは不足状態にあった。各種栄養欠乏症の発症率が高く，体格は小さく，免疫機能も低かったので結核などの感染症の発症率が高く，現在と比べれば短命であった。明治維新により，栄養学が導入され，肉食を中心とした欧米食が推奨されて徐々に栄養状態は改善された。1926年，わが国にはじめて**栄養士**★が誕生し，国民に栄養の知識も普及していった。

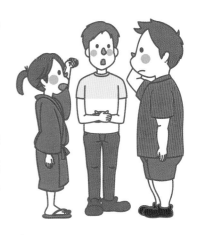

★当時は栄養手と称されていた

　戦後，アメリカからの食糧支援，さらに学校給食や栄養教育が実施されることにより，栄養状態は徐々に改善していった。1952年，「**栄養改善法**」が制定されて本格的な国民栄養改善運動が進む。この法律では，国民栄養調査の実施，自治体による栄養指導，食品の栄養成分の検査や表示，集団給食施設での栄養管理が規定された。その後，高度経済成長，食糧の生産，加工，流通などの改革により，国民の栄養不足状態は改善され，子どもの体格は上昇し，平均寿命も延びて健康状態は改善されていった。

　ところが，このような豊かで便利な食生活は，いつでも，どこでも，何でも食べられる状況を生み出し，食事の欧米化とともに高脂肪食による過剰栄養状態が発生し，肥満や生活習慣病の問題を引き起こすことになった。2002年に「栄養改善法」は廃止され，新たに「**健康増進法**」が制定された。この新たな法律は，国民の健康維持と疾病予防を目的として制定されたもので，主として生活習慣病の予防を目的としている。したがって，「健康増進法」は，従来のような健康診査などでの早期発見・早期治療による疾病予防である**二次予防**や，疾病が発症した後，必要な治療を受けて機能の維持・回復を図る**三次予防**にとどまることなく，生活習慣を改善して健康を増進し，生活習慣病などの発病を予防する**一次予防**に重点を置いた政策であった。つまり，「栄養改善法」から「健康増進法」に変わることにより，低栄養対策から過剰栄養対策へ変革したのである。

2 健康日本21

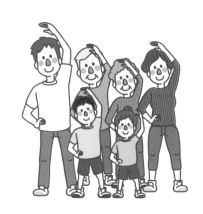

　2000年，21世紀を迎えるにあたり，日本人の健康寿命の延伸などを図るための「**21世紀における国民健康づくり運動（健康日本21）**」がはじまった。がん，心臓病，脳卒中，糖尿病などの生活習慣病やその原因となる生活習慣の改善などに関する課題を選定し，2010年度までの目標などを提示したのである。

　この運動は，行政のみならず，広く国民の健康づくりを支援する民間団体などの積極的な参加協力を得ながら実施されるものである。2013年には，二次健康日本21がはじまり，栄養や食生活については，次の目標項目と目標値が設定されている。

(1) 適正体重を維持している人の増加〔肥満（BMI 25以上），やせ（BMI 18.5未満）の減少〕

(2) 適切な量と質の食事を摂る人の増加

　　（ア）主食・主菜・副菜を組み合わせた食事が1日2回以上の日がほぼ毎日の人の割合の増加

　　（イ）食塩摂取量の減少

　　（ウ）野菜と果物の摂取量の増加

(3) 共食の増加（食事を1人で食べる子どもの割合の減少）

(4) 食品中の食塩や脂肪の低減に取り組む食品企業及び飲食店の登録数の増加

(5) 利用者に応じた食事の計画，調理及び栄養の評価，改善を実施している特定給食施設の割合の増加

　さらに，次世代の健康づくりのためには，次の項目と目標が定められている。

(1) 健康な生活習慣（栄養・食生活，運動）を有する子どもの割合の増加

　　（ア）朝・昼・夕の三食を必ず食べることに気をつけて食事をしている子どもの割合の増加

　　（イ）運動やスポーツを習慣的にしている子どもの割合の増加

(2) 適正体重の子どもの増加

　　（ア）全出生数中の低出生体重児の割合の減少

　　（イ）肥満傾向にある子どもの割合の減少

また，高齢者の健康づくりには，次の項目と目標が定められている。

(1) 介護保険サービス利用者の増加の抑制

(2) 認知機能低下ハイリスク高齢者の把握率の向上

(3) ロコモティブシンドローム（運動器症候群）を認知している国民
の割合の増加

(4) 低栄養傾向（BMI 20 以下）の高齢者の割合の増加の抑制

(5) 足腰に痛みのある高齢者の割合の減少（1,000 人あたり）

(6) 高齢者の社会参加の促進（就業又は何らかの地域活動をしている
高齢者の割合の増加）

2 食事摂取基準

■ 日本人の食事摂取基準とは

「**日本人の食事摂取基準**」は，健康な個人および集団を対象として，国
民の健康の保持・増進，生活習慣病の予防を目的とし，エネルギーおよ
び各栄養素の摂取量の基準を示すものである。「日本人の食事摂取基準
（2020 年版）」は，①健康の保持・増進，②生活習慣病の発症予防，③重
症化予防，④高齢者の低栄養予防やフレイル予防を目的に策定された。

Ⓐ エネルギー摂取の過不足からの回避を目的とした指標

生体のエネルギーは，摂取量および消費量のバランス（エネルギー収
支バランス）により成り立ち，その状態は体重変化に表れることから，
指標として「体格（BMI）」が採用された。摂取すべきエネルギー量は，
エネルギー消費量とのバランスで設定され，欠乏にも過剰にもならない，
エネルギー出納が0（ゼロ）の量となる。ところが，保健，医療，福祉
などの実践現場においては，エネルギー消費量の測定や算定が困難であ
ることや，摂取量の過少申告の実態が明らかにされてきたことから，エ
ネルギーの摂取量および消費量のバランスを示す指標として，BMI が採
用されたのである。

BMIの基準値は，成人における観察疫学研究で報告された総死亡率が
最も低かったBMIの範囲と日本人のBMIの実態などが総合的に検証さ

れ，成人期を4つの区分に分けて目標とするBMIの範囲が提示された（付表3参照）。この設定値には，肥満とともに低栄養の予防も重要であることが示唆されている。

つまり，BMIが各年齢層の基準範囲の下限値より低い場合は，現在の摂取量より多く食べるように，上限値より高い場合は摂取量を制限するように指導する。

推定エネルギー必要量を個別に知るために，性別，身体活動レベル別，年齢別の推定エネルギー必要量を参考値として次の方法で算定する。

推定エネルギー必要量＝
基礎代謝基準値(kcal/kg体重／日)×参照体重(kg)×身体活動レベル

つまり，体重の著しい変動がなく，体組成にも変化がなければ，標準的な推定エネルギー必要量は，性，年齢を考慮した基礎代謝基準値に個々の体重と身体活動をかけて算定する（図1，付表5参照）。身体活動は，

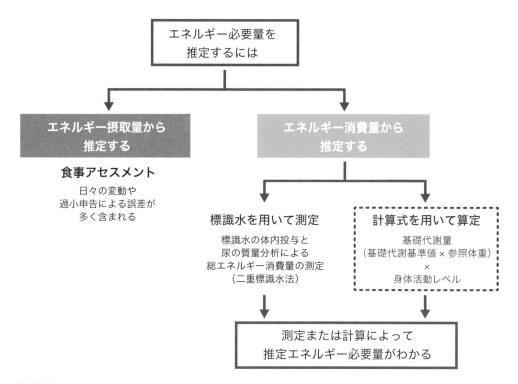

図1 エネルギー必要量の推定方法

1日の活動状況から，低い（Ⅰ），ふつう（Ⅱ），高い（Ⅲ）に分類して，それぞれの場合に，1.5，1.75，そして2.0をかける。栄養指導や集団給食において，個人や集団のエネルギー必要量を算定する場合は，このような方法で概算する。

B 栄養素の摂取不足からの回避を目的とした指標（図2）

　策定された栄養素の指標として，**推定平均必要量**（estimated average requirement：EAR），**推奨量**（recommended dietary allowance：RDA），**目安量**（adequate intake：AI）の3つの基準値が定められている。

① **推定平均必要量**：ある対象集団において測定された必要量の分布に基づき，母集団における必要量の平均値の推定値を示した指標をいう。したがって，ある集団の平均摂取量がこの値の近似値であれば，50％の人が必要量を満たすと同時に，50％の人が必要量を満たさないと推定できることになる。

② **推奨量**：ある対象集団において測定された必要量の分布に基づき，母

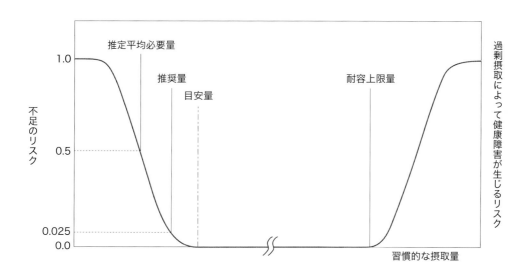

図2　**食事摂取基準の各指標（推定平均必要量，推奨量，目安量，耐容上限量）を理解するための概念図**

縦軸は，個人の場合は不足または過剰によって健康障害が生じる確率を，集団の場合は不足状態にある者または過剰摂取によって健康障害を生じる者の割合を示す。不足の確率が推定平均必要量では0.5（50％）あり，推奨量では0.02～0.03（中間値として0.025）（2～3％または2.5％）あることを示す。耐容上限量以上の量を摂取した場合には過剰摂取による健康障害が生じる潜在的なリスクが存在することを示す。そして，推奨量と耐容上限量との間の摂取では，不足のリスク，過剰摂取による健康障害が生じるリスクともに0（ゼロ）に近いことを示す。目安量については，推定平均必要量及び推奨量と一定の関係をもたない。しかし，推奨量と目安量を同時に算定することが可能であれば，目安量は推奨量よりも大きい（図では右方）と考えられるため，参考として付記した。目標量は，ここに示す概念や方法とは異なる性質のものであることから，ここには図示できない。「日本人の食事摂取基準（2020年度版）」（厚生労働省「日本人の食事摂取基準」策定検討会報告書）より引用

集団に属するほとんどの人（97〜98％）が充足する量をいう。推奨量は，推定平均必要量に対する個人間変動の変動係数（標準偏差÷平均値）を考慮して，

$$推奨量＝推定平均必要量×（1＋2×変動係数）$$
$$＝推定平均必要量×推奨量算定係数$$

により算出される。推奨量が満たされていれば，ほとんどの人は欠乏症を予防することができるので，栄養素の不足状態を回避するためには，推奨量を目標にする。

③ **目安量**：推定平均必要量を測定して推奨量を算定できるほどエビデンスが得られていない栄養素に対して，ある一定の栄養状態を維持するのに十分な量として示されたものをいう。健康な多数の人を対象にした栄養素摂取量を観察した疫学的研究により算定された。

C 栄養素の過剰摂取からの回避を目的とした指標

栄養素の過剰摂取を回避することを目的にして，**耐容上限量**（tolerable upper intake level：**UL**）が定められている。

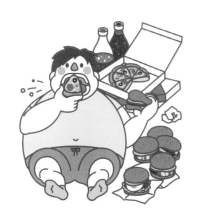

○ **耐容上限量**：健康障害をもたらすリスクがないとみなされる習慣的な摂取量の上限を示す。つまり，この値を超えて摂取し続けると過剰摂取によって生じる健康障害のリスクが高まることになる。耐容上限量は，「健康障害が発現しないことが知られている習慣的な摂取量」の最大値，つまり健康障害非発現量（NOAEL）と，「健康障害が発現したことが知られている習慣的な摂取量」の最小値，つまり最低健康障害発現量（LOAEL）との間に存在する。

D 生活習慣病の一次予防を目的とした指標

生活習慣病の一次予防を目的に，**目標量**（tentative dietary goal for preventing life-style related diseases：**DG**）が定められている。

○ **目標量**：生活習慣病の発症予防を目的として，特定集団において，その疾患のリスクや，その代理指標となる生体指標の値が低くなると考えられる量を設定した。これが，現在の日本人が当面の目標とすべき摂取量として定められた値であり，達成できる目安量として示したものである。

例えば，食物繊維とカリウムは，生活習慣病のリスクを減少させる作用があるが，望ましい摂取量よりも現在の摂取量のほうが少ないので，増やす必要がある。この場合，実行可能性を考慮する必要があり，リスク減少が発現できる望ましい量と現在の摂取量との中間値で示されている。一方，飽和脂肪酸とナトリウムは，リスクを増大させる作用があるが，望ましい摂取量よりも現在の摂取量のほうが多いので減らす必要があり，最近の摂取量の推移と実行可能性を考慮して算定されている。

❷ 日本人の各栄養素の摂取基準

次に，各栄養素の摂取基準についての要点をまとめる。

A タンパク質

タンパク質の必要量（推定平均必要量）は，窒素出納法によって得られたタンパク質維持必要量を用いて算定されている。その結果，タンパク質維持必要量として0.66 g/kg体重/日が算出された。これに，消化吸収率90％が考慮される。

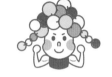

⇒p29

維持必要量（g/kg体重/日）÷消化吸収率 ＝ 0.66÷0.90 ＝ 0.73

この値（0.73）に体重をかけたのがタンパク質の推定平均必要量である。

推定平均必要量（g/日）＝ 維持必要量（g/kg体重/日）× 参照体重（kg）

さらに，個人間の変動係数12.5％が見積もられて，推定平均必要量に乗じて推奨量（g/日）が算定された（付表7参照）。

推奨量（g/日）＝ 推定平均必要量（g/日）×推奨量算定係数 ＝ 0.73 ×1.25 ＝ 0.91

したがって，推奨量を摂取量の目標にすれば，ほとんどの人はタンパク質の欠乏状態にならないことになり，習慣的な摂取量が推奨量より少なければ，この値に近づけるように指導することが必要になる。

B 脂質

脂質に関しては，脂質（脂肪エネルギー比率），飽和脂肪酸，n-6系脂肪酸，n-3系脂肪酸についての基準値が設定された。欠乏症からの回避

⇒p30

と生活習慣病予防の観点から1歳未満は目安量として，1歳以上は目標量としてエネルギー比率で示されている（付表9）。1歳以上は，男女ともにすべての年齢において20〜30％となる。飽和脂肪酸は，生活習慣病予防対策のために，男女とも18歳以上はエネルギー比率で7％以下とされ，動物食品からの飽和脂肪酸の摂取を制限する目標量として示されている（付表9）。

日本人が多く摂取するn-6系脂肪酸は，植物油に含まれるリノール酸である。リノール酸は必須脂肪酸の一種であり，不足すると皮膚症状が出現する。さらに血清LDLコレステロールの低下作用があることから，n-6系脂肪酸は，性別，年齢階層別に4〜13 g/日の目安量が示されている（付表9）。一方，n-3系脂肪酸には，植物油由来のα−リノレン酸と魚油由来のEPAとDHAなどがある。循環器疾患の予防対策のために，n-3系脂肪酸は，性別，年齢階層別に0.7〜2.2 g/日の目安量が示された（付表9）。

このように，摂取基準にはエネルギー産生栄養素の適正なバランスとして目標量が示されている。

C 炭水化物

糖質は，グルコースが脳・神経系などのエネルギー源になることや，グルコースの欠乏下では，糖新生により筋肉タンパク質からアミノ酸が放出されてタンパク質の利用効率が低下することから，必要量は確保する必要がある。しかしながら，炭水化物の推定平均必要量を算定できるエビデンスが揃っていないので，タンパク質と脂質からのエネルギーを差し引いた残りのエネルギー比率（％エネルギー）として，1歳以上は男女とも50〜65％が示されている（付表8）。

食物繊維は，摂取不足が循環器疾患，糖尿病，乳がんや胃がんなどの生活習慣病の発症に関連することから，目標量が設定された（付表8）。

D ビタミン

推定平均必要量と推奨量が設定されたのは，脂溶性ビタミンではビタミンAのみで，水溶性ビタミンではビタミンB₁，ビタミンB₂，ナイアシン，ビタミンB₆，ビタミンB₁₂，葉酸，ビタミンCである。目安量とされているのは，脂溶性ビタミンではビタミンD，ビタミンE，ビタミンK，

⇒p32

⇒p33

⇒p33

水溶性ビタミンではパントテン酸, ビオチンである。耐容上限量が設定されたのが, 脂溶性ビタミンではビタミンA, ビタミンD, ビタミンE, 水溶性ビタミンではナイアシン, ビタミンB6, 葉酸である (付表10, 11)。

E　ミネラル

推定平均必要量と推奨量が設定されたのは, 多量ミネラルではナトリウム★, カルシウム, マグネシウム, 微量ミネラルでは鉄, 亜鉛, 銅, ヨウ素, セレン, モリブデンであり, 目安量とされているのは, 多量ミネラルではカリウムとリン, 微量ミネラルではマンガンとクロムである。耐容上限量が設定されているのは, 多量ミネラルではカルシウム, マグネシウム, リンであり, 微量ミネラルでは鉄, 亜鉛, 銅, マンガン, ヨウ素, セレン, クロム, モリブデンである。なお, 目標量として, ナトリウムとカリウムが設定されている (付表12, 13)。

★ナトリウムは推定平均必要量のみ

⇒p34

❸ 生活習慣病の増悪化防止の食事

高血圧症, 脂質異常症, 糖尿病, 慢性腎臓病を有する対象者に対して, 増悪化防止のために, 参考資料として生活習慣病とエネルギー・栄養素との関連が示された (図3)。例えば, 脂質異常症については, 総エネルギー摂取量が肥満の発症に関与し, 肥満は各種の脂質異常症の誘因になるので, 肥満を改善するには, 第一に減量が必要になる。肥満の有無に関係なく, 高LDLコレステロール血症の場合は, 飽和脂肪酸とコレステロールを減少させて多価不飽和脂肪酸と水溶性食物繊維を増大させる。低HDLコレステロール血症の場合と, 空腹時高トリグリセライド血症の場合は, 糖質の摂取量を減少させる。

③　食生活指針

■　食生活指針改定の趣旨

生活習慣病の増加は, 国民の大きな健康問題となり, 昨今は生活習慣を見直すことで疾病の発症そのものを予防する**一次予防**の必要性が叫ばれている。一方, 高齢化に伴う心身の機能低下を遅らせる観点からは,

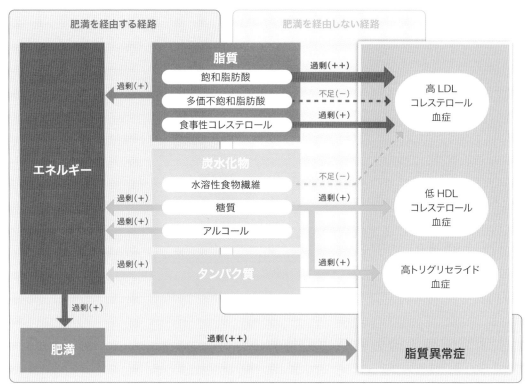

図3 脂質異常症とエネルギー・栄養素との関連の概念図

「日本人の食事摂取基準（2020年度版）」（厚生労働省「日本人の食事摂取基準」策定検討会報告書）を参考に作成

　低栄養の予防の重要性が明らかにされてきた。また，低い食料自給率，食べ残しや食品の廃棄は，地球的規模での資源の有効活用や環境問題にも関係している。こうした食生活をめぐる諸問題の解決に向けては，国民一人ひとりが健全な食生活の実践を図ることができるよう，関係機関などでその方向を共有しつつ，食生活の実践を支援する環境づくりを進める必要がある。

　2000年3月に，当時の文部科学省，厚生労働省および農林水産省が連携して「**食生活指針**」を策定した。その策定から16年が経過し，この間，2005年に「**食育基本法**」が制定され，2013年度からは10年計画の国民健康づくり運動「健康日本21（第二次）」が開始されるとともに，同年12月には「和食；日本人の伝統的な食文化」がユネスコ無形文化遺産に登録されるなど，食生活に関する幅広い分野での施策に進展がみられた。そして2017年3月には「食育基本法」に基づき「第3次食育推進

基本計画」が作成された。

　こうした動きを踏まえ，2016年に「食生活指針」の改定が行われた（表）。

表 食生活指針

食生活指針	食生活指針の実践
食事を楽しみましょう。	・毎日の食事で，健康寿命をのばしましょう。 ・おいしい食事を，味わいながらゆっくりよく噛んで食べましょう。 ・家族の団らんや人との交流を大切に，また，食事づくりに参加しましょう。
1日の食事のリズムから，健やかな生活リズムを。	・朝食で，いきいきした1日を始めましょう。 ・夜食や間食はとりすぎないようにしましょう。 ・飲酒はほどほどにしましょう。
適度な運動とバランスのよい食事で，適正体重の維持を。	・普段から体重を量り，食事量に気をつけましょう。 ・普段から意識して身体を動かすようにしましょう。 ・無理な減量はやめましょう。 ・特に若年女性のやせ，高齢者の低栄養にも気をつけましょう。
主食，主菜，副菜を基本に，食事のバランスを。	・多様な食品を組み合わせましょう。 ・調理方法が偏らないようにしましょう。 ・手作りと外食や加工食品・調理食品を上手に組み合わせましょう。
ごはんなどの穀類をしっかりと。	・穀類を毎食とって，糖質からのエネルギー摂取を適正に保ちましょう。 ・日本の気候・風土に適している米などの穀類を利用しましょう。
野菜・果物，牛乳・乳製品，豆類，魚なども組み合わせて。	・たっぷり野菜と毎日の果物で，ビタミン，ミネラル，食物繊維をとりましょう。 ・牛乳・乳製品，緑黄色野菜，豆類，小魚などで，カルシウムを十分にとりましょう。
食塩は控えめに，脂肪は質と量を考えて。	・食塩の多い食品や料理を控えめにしましょう。食塩摂取量の目標値は，男性で1日8g未満，女性で7g未満とされています。 ・動物，植物，魚由来の脂肪をバランスよくとりましょう。 ・栄養成分表示を見て，食品や外食を選ぶ習慣を身につけましょう。
日本の食文化や地域の産物を活かし，郷土の味の継承を。	・「和食」をはじめとした日本の食文化を大切にして，日々の食生活に活かしましょう。 ・地域の産物や旬の素材を使うとともに，行事食を取り入れながら，自然の恵みや四季の変化を楽しみましょう。 ・食材に関する知識や調理技術を身につけましょう。 ・地域や家庭で受け継がれてきた料理や作法を伝えていきましょう。
食料資源を大切に，無駄や廃棄の少ない食生活を。	・まだ食べられるのに廃棄されている食品ロスを減らしましょう。 ・調理や保存を上手にして，食べ残しのない適量を心がけましょう。 ・賞味期限や消費期限を考えて利用しましょう。
「食」に関する理解を深め，食生活を見直してみましょう。	・子どものころから，食生活を大切にしましょう。 ・家庭や学校，地域で，食品の安全性を含めた「食」に関する知識や理解を深め，望ましい習慣を身につけましょう。 ・家族や仲間と，食生活を考えたり，話し合ったりしてみましょう。 ・自分たちの健康目標をつくり，よりよい食生活を目指しましょう。

文部省決定，厚生省決定，農林水産省決定
「食生活指針（平成28年6月一部改正）」（文部省（現 文部科学省），厚生省（現 厚生労働省），農林水産省），2016より引用

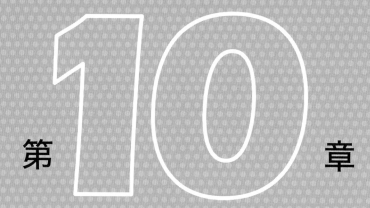

第 **10** 章

これからの栄養

これからの栄養問題である「栄養不
良の二重負荷」と「快適で持続可能な
社会の建設と栄養」について学ぼう

① 栄養不良の二重負荷

　栄養学は，従来，難病・奇病や不衛生な食物摂取による感染症と考えられていた病気に対して，"食物の選択を変えるだけで予防・治療できる病気"があることを明らかにしてきた。特に，わが国は，米を中心とした食文化をもち，ご飯（白米）による主食偏重の食習慣をもっていたので，タンパク質，脂質，ビタミン，ミネラルの欠乏症に長く悩まされていた。ビタミンB₁欠乏による脚気や低栄養による免疫力の低下による結核は，国民病であった。

　栄養欠乏症の解決策として2つの方法がとられた。1つは，国民への栄養知識の普及を目的とした**栄養教育・指導**であり，もう1つは集団給食施設を介した**食事の改善**である。1952年に「**栄養改善法**」★が制定され，学校，事業所，病院，施設などの集団給食施設に栄養士が配置された。そして，栄養所要量を満たす献立が作成され，栄養価の高い給食が提供されるとともに栄養教育が実施された。一方，1960年代になると食糧不足による栄養欠乏問題は解決し，逆に，過食，食事の欧米化，運動不足，肥満などの要因による**非感染性疾患**★（non-communicable diseases：NCDs）が増大し，これらを**生活習慣病**とよんだ。つまり，栄養問題は時代の流れとともに，低栄養から過剰栄養へ変化したのである。肥満，糖尿病，循環器疾患が増大してきたことから，その予防政策として「健康日本21」や特定健診・特定保健指導（⇒第5章❹）が実施された。その結果，糖尿病や循環器疾患の発症に歯止めがかかり，いわば，戦前・戦後の低栄養，さらに高度経済成長や食事の欧米化による過剰栄養の問題を，平均的には解決してきたのである。

　ところが，近年，一部の中高年に肥満問題が残存するなかで，若年女性を中心に**極端な痩せ**や**貧血**，さらに，病院や福祉施設に入院・入所している傷病者や高齢者のなかから，高頻度に**低栄養障害者**が出現していることが明らかになってきた。

　傷病者や高齢者の低栄養状態が放置されると，各種の栄養欠乏症が出現すると同時に手術や薬物療法の治療効果が低下し，疾病の増悪が進み，介護度は増大し，入院日数や在所日数が増加することもあり，結局，医

★健康増進法の施行に伴い，現在は廃止されている

★がん，糖尿病，循環器疾患，呼吸器疾患が含まれる

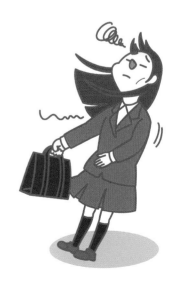

療費や介護費を増大させることが明らかになった。傷病者や高齢者にみられる低栄養障害は、従来のような貧困、農業不振、戦争などによる食糧不足が原因ではなく、疾病による消化・吸収・代謝の異常により栄養素の消費量が増大した結果、体タンパク質の合成能力が低下することにより引き起こされる。さらに味覚変化、食欲低下、咀嚼・嚥下能力などの低下により、摂取量が減少することも関与する。

若年女性の低栄養の多くは、精神的ストレスや著しい痩せ志向によって摂食障害を起こすことに起因する。

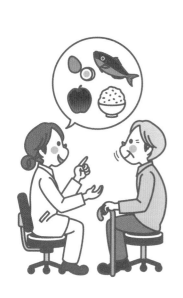

一般に、低栄養状態になると筋力の低下が起こる。筋力の低下は、身体活動能力の低下を招き、さらなる食欲低下とエネルギー摂取量の減少を引き起こし、低栄養状態をさらに悪化させることになる。豊かな社会での新たな低栄養問題は、複雑で多様な要因が関係して起こるのである。

このように、わが国では、同じ地域、同じ家庭に過剰栄養と低栄養が混在する**栄養不良の二重負荷**（double burden malnutrition：**DBM**）状態になりつつある。また、同一人物においても、中高年までは過剰栄養によるメタボリックシンドロームが、高齢になると低栄養によるフレイルやサルコペニア（⇒第5章❺）が問題になり、特に高齢者では、これらが混在した状態が続くことも多い。このような人々にどのような栄養管理や栄養指導をしていくかが、これからの栄養問題の中心になる。

問題解決のポイントは、集団や個人に対して、個々の健康状態、栄養状態、さらに遺伝的特徴や生活内容を考慮した栄養指導・管理方法を検討し、構築していくことである。

❷ 快適で持続可能な社会の建設と栄養

2015年9月、ニューヨーク国連本部において、「国連持続可能な開発サミット」が開催された。150を超える加盟国首脳の参加のもと、17項目からなる「われわれの世界を変革する：持続可能な開発のための2030アジェンダ」が採択され、各国がその実現に向かって努力することにな

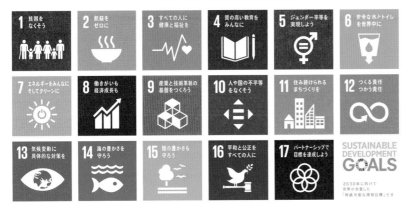

図 17項目の持続可能な開発目標（SDGs）

り，栄養に関する研究も，その実現に貢献することになった。近年の研究で，栄養は，貧困，保健，教育，ジェンダー，労働，成長，不平等，そして気候変動に関係していることがわかってきた。具体的には，17項目の**持続可能な開発目標（SDGs，図）**に対して，後述の7項目に栄養が影響を与えている。

A **貧困をなくそう（目標1）**

栄養改善は，勤労世代において，体力，精神力を向上させるので，労働力を向上させ，収入の向上，賃金の向上をもたらし，貧困を削減する。

B **飢餓をゼロに（目標2）**

栄養知識の普及は，低所得者においても，合理的で確実な栄養状態の改善を可能にし，栄養状態の改善で，農業生産者の生産性を向上させる。特に女性の栄養状態の改善により，農業における女性の地位を向上させ，農業生産性を高め，本人や家族の収入を増やすことができ，飢餓からの解放に寄与する。

C すべての人に健康と福祉を（目標3）

栄養改善は，栄養不足による栄養欠乏症や，過剰摂取による肥満・非感染性疾患を予防し，健康状態を増進する。近年，ユニセフが行った「人生最初の1,000日の栄養」の取り組みで明らかにされたように，低出生体重のリスクの軽減と女性の栄養状態の改善が次世代の一生にわたる健康に影響を与える。5歳未満児の死亡原因のうち，45％は栄養不良に関連し，子どもの発育阻害は，その後の人生における非感染性疾患の発症と成人後の生産性の低下に関連する。したがって，肥満の減少は，非感染性疾患の有病率を減らす。また，感染症（下痢症，マラリア，急性呼吸器感染症，結核，HIV★）は，栄養性疾患の発病や死亡と関連するので，世代を超えた栄養状態の改善が必要になる。

D 質の高い教育をみんなに（目標4）

教育は幼児期の発達に関係するが，幼児の学習能力の向上に栄養は重要である。栄養は，学校の修了学年，学習到達度に関係があり，特に10代の女性の教育に影響を与える★。

E ジェンダーの平等を実現（目標5）

女性の栄養状態を改善することによって，学校での学習能力が高まり，職場や社会におけるエンパワメントも向上する。つまり，栄養改善は，ジェンダー問題の解決にも貢献する。

F 働きがいも経済成長も（目標8）

栄養は，持続的かつ包摂的な経済成長に寄与するため，それにより，すべての人々の生産的な雇用およびディーセント・ワーク（適切な雇用）を推進する。低栄養の改善により国民総生産（GNP）を少なくとも8～11％上昇させることができ，子どもの発育阻害の予防をすることは，成人後の収入を増加させることにもつながる。

G 陸の豊かさも守ろう（目標15）

摂取する食品の種類により，温室効果ガスの排出量は異なる。つまり，食品の生産，加工，分配，調理方法により，環境に与えている負荷は異なる。このことをふまえて，できる限り負荷の少ない食品を選択・利用することが重要になる。

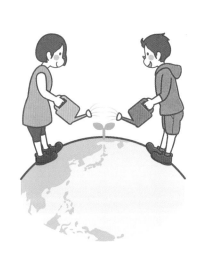

おわりに

　栄養不良は，保健，医療，福祉のみならず，教育，労働，賃金，さらに環境など，あらゆる領域に悪影響を与え，人間の進歩，発展を阻害します。栄養は，生命の維持，健康の増進に寄与するのみならず，幸福な人生を送る基盤になっているのです。このことを多くの人々が認識するようになり，国連（国際連合）も「栄養のための行動の10年（2016〜2025年）」や「持続可能な開発目標（SDGs）」を示して，世界的規模で栄養改善の対策が実行されつつあります。いわば，今，世界は，誰をもとり残すことなく，健康で幸せに生きるための壁となっている栄養不良が排除できる絶好の機会にあります。

　しかし，残念ながら，いまだに多くの人々が栄養不良に苦しみ，その実情は悪く，栄養改善のスピードも遅れています。例えば，世界の子どもの22.2％（1億5,080万人）が発育不良にあり，衰弱した子どもが7.5％（5,050万人）いる一方，過体重の子どもは5.6％（3,830万人）存在します。各種栄養素の欠乏症や過剰症，さらに肥満や生活習慣病の人たちがいまだに存在し，これらには，エネルギーと各栄養素の過不足が複雑に絡み合い，多様な形で発生しています。

　栄養不良の解決には，多種多様な領域が連携，協働して取り組む必要があり，栄養学者，管理栄養士，栄養士などの栄養関係者はもちろん，医師，看護師，薬剤師，理学療法士，作業療法士，臨床検査技師，ジャーナリスト，教育者，調理師，食生活改善をめざすボランティア，食品開発者，経営者，行政官，政治家，農業関係者，さらに消費者などが，まず「栄養を正しく知ること」が必要になります。この本は，そのことを目標に製作されました。誰もが，通学や通勤の途中でも，栄養学を楽しく学べる一助となることを願っています。

第3章

1) 早瀬和利，多田司：アミノ酸・タンパク質代謝．「ネオエスカ 代謝栄養学」（横越英彦／編），pp39-53，同文書院，2005

第5章

1) 新開省二：高齢者の栄養疫学，生命予後への影響．栄養‒評価と治療，30：192-195，2013
2) 小川純人，大内尉義：虚弱とサルコペニア，栄養状態の評価とその対策‒老年症候群各論（4）．日本医事新報，4570：43-47，2011
3) 野坂直久，中村丁次，他：タンパク・エネルギー低栄養（PEM）のリスクを保有する高齢者における中鎖脂肪酸摂取が血清アルブミン値に及ぼす影響．臨床栄養学学会雑誌，32：52-61，2010
4) Bartali B, et al：J Gerontol A Biol Sci Med Sci, 61：589-593, 2006

第6章

1) Epstein AM, et al：Am J Public Health, 77：993-997, 1987
2) 中村丁次：栄養状態の評価．栄養・食生活情報，6：7-26，1992
3) Gibson RS：Introduction．「Principles of Nutritional Assessment」（Gibson RS, ed），pp3-20, Oxford University Press, 1990
4) 坂本要一：生体インピーダンス法．スポーツ医科学キーワード，16：322，1999
5) 岩佐正人：栄養評価．「コメディカルのための静脈・経腸栄養ガイドライン」（日本静脈経腸栄養学会／編），pp9-15，南江堂，2000
6) Sue Rodwell Williams：Nutritional Assessment and Therapy in Patient Care．「Nutrition and Diet Therapy」，pp416-433, Mosby, 1999
7) 中村丁次：食事療法と強制栄養法の選択．「臨床栄養の進歩（1991）」（岡田正／編），pp166-177，光生館，1991
8) 中村丁次：栄養管理に必要な技術，体制．栄養‒評価と治療，15：9-14，1998

第7章

1) 「栄養食事療法必携 第3版」（中村丁次／編著），医歯薬出版，2005
2) 「管理栄養士講座　三訂 臨床栄養学Ⅰ」（鈴木博，中村丁次／編著），建帛社，2016
3) 「管理栄養士講座　三訂 臨床栄養学Ⅱ」（鈴木博，中村丁次／編著），建帛社，2016
4) 「健康・栄養科学シリーズ　臨床栄養学 改訂第2版」（中村丁次，他／編著），南江堂，2016
5) 「テキストブックシリーズ　臨床栄養学2 疾患と栄養編（第2版）」（近藤和雄，中村丁次／編著），第一出版，2009
6) 中村丁次，他：肥満，糖尿病，腎臓病，高血圧症における食事療法の有効性に関する学術的検討．「健康食品における安全性確保を目的とした基準等作成のための行政的研究」（厚生労働科学研究食品の安心・安全性確保推進事業　平成19年度総括・分担報告書），pp41-88，2008
7) 遠藤昌夫：経腸栄養法．medicina，31：1154-1158，1994
8) 岩佐正人，小越章平：経腸栄養に関する最近の動向．医学のあゆみ，173：479-483，1995
9) 「サプリメント，『健康・栄養食品』と栄養管理」（細谷憲政，中村丁次，足立香代子／著），チーム医療，2001
10) 「静脈経腸栄養ガイドライン 第3版」（日本静脈経腸栄養学会／編），照林社，2013

第9章

1) 「二十一世紀における第二次国民健康づくり運動（健康日本21（第二次））」（厚生労働省），2013
2) 「日本人の食事摂取基準（2020年版）」（厚生労働省「日本人の食事摂取基準」策定検討会報告書）
3) 「食生活指針（平成28年6月一部改正）」（文部省（現文部科学科），厚生省（現厚生労働省），農林水産省），2016

第10章

1) 栄養改善事業推進プラットフォーム：「2018年世界栄養報告（2018 Global Nutrition Report）」（http://njppp.jp/wp/wp-content/uploads/2018_Global_Nutrition_Report_Executive_Summary_Japanese.pdf）

日本人の食事摂取基準 (2020年版)

表1 基準を策定した栄養素と指標① （1歳以上）

栄養素			推定平均必要量（EAR）	推奨量（RDA）	目安量（AI）	耐容上限量（UL）	目標量（DG）
	たんぱく質②		○b	○b	—	—	○③
脂質	脂質		—	—	—	—	○③
	飽和脂肪酸④		—	—	—	—	○③
	n-6系脂肪酸		—	—	○	—	—
	n-3系脂肪酸		—	—	○	—	—
	コレステロール⑤						
炭水化物	炭水化物						○③
	食物繊維						○
	糖質						
	主要栄養素バランス②						○③
ビタミン	脂溶性	ビタミンA	○a	○a	—	○	—
		ビタミンD②	—	—	○	○	—
		ビタミンE	—	—	○	○	—
		ビタミンK	—	—	○	—	—
	水溶性	ビタミンB₁	○c	○c	—	—	—
		ビタミンB₂	○c	○c	—	—	—
		ナイアシン	○a	○a	—	○	—
		ビタミンB₆	○b	○b	—	○	—
		ビタミンB₁₂	○a	○a	—	—	—
		葉酸	○a	○a	—	○⑦	—
		パントテン酸	—	—	○	—	—
		ビオチン	—	—	○	—	—
		ビタミンC	○x	○x	—	—	—
ミネラル	多量	ナトリウム⑥	○a	—	—	—	○
		カリウム	—	—	○	—	○
		カルシウム	○b	○b	—	○	—
		マグネシウム	○b	○b	—	○⑦	—
		リン	—	—	○	○	—
	微量	鉄	○x	○x	—	○	—
		亜鉛	○b	○b	—	○	—
		銅	○b	○b	—	○	—
		マンガン	—	—	○	○	—
		ヨウ素	○a	○a	—	○	—
		セレン	○a	○a	—	○	—
		クロム	—	—	○	○	—
		モリブデン	○b	○b	—	○	—

① 一部の年齢区分についてだけ設定した場合も含む
② フレイル予防を図るうえでの留意事項を表の脚注として記載
③ 総エネルギー摂取量に占めるべき割合（％エネルギー）
④ 脂質異常症の重症化予防を目的としたコレステロールの量と，トランス脂肪酸の摂取に関する参考情報を表の脚注として記載
⑤ 脂質異常症の重症化予防を目的とした量を飽和脂肪酸の表の脚注に記載
⑥ 高血圧および慢性腎臓病（CKD）の重症化予防を目的とした量を表の脚注として記載
⑦ 通常の食品以外の食品からの摂取について定めた
ⓐ 集団内の半数の者に不足または欠乏の症状が現れうる摂取量をもって推定平均必要量とした栄養素
ⓑ 集団内の半数の者で体内量が維持される摂取量をもって推定平均必要量とした栄養素
ⓒ 集団内の半数の者で体内量が飽和している摂取量をもって推定平均必要量とした栄養素
ⓧ 上記以外の方法で推定平均必要量が定められた栄養素

表2 参照体位（参照身長，参照体重）[1]

性　別	男　性		女　性[2]	
年齢等	参照身長（cm）	参照体重（kg）	参照身長（cm）	参照体重（kg）
0～5（月）	61.5	6.3	60.1	5.9
6～11（月）	71.6	8.8	70.2	8.1
6～8（月）	69.8	8.4	68.3	7.8
9～11（月）	73.2	9.1	71.9	8.4
1～2（歳）	85.8	11.5	84.6	11.0
3～5（歳）	103.6	16.5	103.2	16.1
6～7（歳）	119.5	22.2	118.3	21.9
8～9（歳）	130.4	28.0	130.4	27.4
10～11（歳）	142.0	35.6	144.0	36.3
12～14（歳）	160.5	49.0	155.1	47.5
15～17（歳）	170.1	59.7	157.7	51.9
18～29（歳）	171.0	64.5	158.0	50.3
30～49（歳）	171.0	68.1	158.0	53.0
50～64（歳）	169.0	68.0	155.8	53.8
65～74（歳）	165.2	65.0	152.0	52.1
75以上（歳）	160.8	59.6	148.0	48.8

[1] 0～17歳は，日本小児内分泌学会・日本成長学会合同標準値委員会による小児の体格評価に用いる身長，体重の標準値をもとに，年齢区分に応じて，当該月齢および年齢区分の中央時点における中央値を引用した．ただし，公表数値が年齢区分と合致しない場合は，同様の方法で算出した値を用いた．18歳以上は，平成28年国民健康・栄養調査における当該の性および年齢区分における身長・体重の中央値を用いた

[2] 妊婦，授乳婦を除く

表3 目標とするBMIの範囲（18歳以上）[1][2]

年齢（歳）	目標とするBMI（kg/m²）
18～49	18.5～24.9
50～64	20.0～24.9
65～74[3]	21.5～24.9
75以上[3]	21.5～24.9

[1] 男女共通．あくまでも参考として使用すべきである

[2] 観察疫学研究において報告された総死亡率が最も低かったBMIをもとに，疾患別の発症率とBMIの関連，死因とBMIとの関連，喫煙や疾患の合併によるBMIや死亡リスクへの影響，日本人のBMIの実態に配慮し，総合的に判断し目標とする範囲を設定

[3] 高齢者では，フレイルの予防および生活習慣病の発症予防の両者に配慮する必要があることもふまえ，当面目標とするBMIの範囲を21.5～24.9 kg/m²とした

表4　参考表：推定エネルギー必要量（kcal/日）

性　別	男　性			女　性		
身体活動レベル[①]	Ⅰ	Ⅱ	Ⅲ	Ⅰ	Ⅱ	Ⅲ
0〜5　（月）	−	550	−	−	500	−
6〜8　（月）	−	650	−	−	600	−
9〜11（月）	−	700	−	−	650	−
1〜2　（歳）	−	950	−	−	900	−
3〜5　（歳）	−	1,300	−	−	1,250	−
6〜7　（歳）	1,350	1,550	1,750	1,250	1,450	1,650
8〜9　（歳）	1,600	1,850	2,100	1,500	1,700	1,900
10〜11（歳）	1,950	2,250	2,500	1,850	2,100	2,350
12〜14（歳）	2,300	2,600	2,900	2,150	2,400	2,700
15〜17（歳）	2,500	2,800	3,150	2,050	2,300	2,550
18〜29（歳）	2,300	2,650	3,050	1,700	2,000	2,300
30〜49（歳）	2,300	2,700	3,050	1,750	2,050	2,350
50〜64（歳）	2,200	2,600	2,950	1,650	1,950	2,250
65〜74（歳）	2,050	2,400	2,750	1,550	1,850	2,100
75以上（歳）[②]	1,800	2,100	−	1,400	1,650	−
妊婦（付加量）[③]　初期				＋50	＋50	＋50
妊婦（付加量）[③]　中期				＋250	＋250	＋250
妊婦（付加量）[③]　後期				＋450	＋450	＋450
授乳婦（付加量）				＋350	＋350	＋350

① 身体活動レベルは，低い，ふつう，高いの3つのレベルとして，それぞれⅠ，Ⅱ，Ⅲで示した
② レベルⅡは自立している者，レベルⅠは自宅にいてほとんど外出しない者に相当する．レベルⅠは高齢者施設で自立に近い状態で過ごしている者にも適用できる値である
③ 妊婦個々の体格や妊娠中の体重増加量および胎児の発育状況の評価を行うことが必要である
注1：活用にあたっては，食事摂取状況のアセスメント，体重およびBMIの把握を行い，エネルギーの過不足は，体重の変化またはBMIを用いて評価すること
注2：身体活動レベルⅠの場合，少ないエネルギー消費量に見合った少ないエネルギー摂取量を維持することになるため，健康の保持・増進の観点からは，身体活動量を増加させる必要がある

表5　参照体重における基礎代謝量

性　別	男　性			女　性		
年　齢（歳）	基礎代謝基準値（kcal/kg体重/日）	参照体重（kg）	基礎代謝量（kcal/日）	基礎代謝基準値（kcal/kg体重/日）	参照体重（kg）	基礎代謝量（kcal/日）
1〜2	61.0	11.5	700	59.7	11.0	660
3〜5	54.8	16.5	900	52.2	16.1	840
6〜7	44.3	22.2	980	41.9	21.9	920
8〜9	40.8	28.0	1,140	38.3	27.4	1,050
10〜11	37.4	35.6	1,330	34.8	36.3	1,260
12〜14	31.0	49.0	1,520	29.6	47.5	1,410
15〜17	27.0	59.7	1,610	25.3	51.9	1,310
18〜29	23.7	64.5	1,530	22.1	50.3	1,110
30〜49	22.5	68.1	1,530	21.9	53.0	1,160
50〜64	21.8	68.0	1,480	20.7	53.8	1,110
65〜74	21.6	65.0	1,400	20.7	52.1	1,080
75以上	21.5	59.6	1,280	20.7	48.8	1,010

表6 身体活動レベル別にみた活動内容と活動時間の代表例

身体活動レベル[1]	低い（Ⅰ）	ふつう（Ⅱ）	高い（Ⅲ）
	1.50（1.40〜1.60）	1.75（1.60〜1.90）	2.00（1.90〜2.20）
日常生活の内容[2]	生活の大部分が座位で，静的な活動が中心の場合	座位中心の仕事だが，職場内での移動や立位での作業・接客など，通勤・買い物での歩行，家事，軽いスポーツ，のいずれかを含む場合	移動や立位の多い仕事への従事者，あるいは，スポーツなど余暇における活発な運動習慣をもっている場合
中程度の強度（3.0〜5.9メッツ）の身体活動の1日当たりの合計時間（時間／日）[3]	1.65	2.06	2.53
仕事での1日当たりの合計歩行時間（時間／日）[3]	0.25	0.54	1.00

① 代表値．（　）内はおよその範囲
② Black AE, et al：Eur J Clin Nutr, 50：70-92, 1996, Ishikawa-Takata K, et al：Eur J Clin Nutr, 62：885-891, 2008 を参考に，身体活動レベル（PAL）におよぼす仕事時間中の労作の影響が大きいことを考慮して作成
③ Ishikawa-Takata K, et al：J Epidemiol, 21：114-121, 2011 による

表7 たんぱく質の食事摂取基準（推定平均必要量，推奨量，目安量：g/日，目標量：％エネルギー）

性別	男性				女性			
年齢等	推定平均必要量	推奨量	目安量	目標量[1]	推定平均必要量	推奨量	目安量	目標量[1]
0〜5（月）	—	—	10	—	—	—	10	—
6〜8（月）	—	—	15	—	—	—	15	—
9〜11（月）	—	—	25	—	—	—	25	—
1〜2（歳）	15	20	—	13〜20	15	20	—	13〜20
3〜5（歳）	20	25	—	13〜20	20	25	—	13〜20
6〜7（歳）	25	30	—	13〜20	25	30	—	13〜20
8〜9（歳）	30	40	—	13〜20	30	40	—	13〜20
10〜11（歳）	40	45	—	13〜20	40	50	—	13〜20
12〜14（歳）	50	60	—	13〜20	45	55	—	13〜20
15〜17（歳）	50	65	—	13〜20	45	55	—	13〜20
18〜29（歳）	50	65	—	13〜20	40	50	—	13〜20
30〜49（歳）	50	65	—	13〜20	40	50	—	13〜20
50〜64（歳）	50	65	—	14〜20	40	50	—	14〜20
65〜74（歳）[2]	50	60	—	15〜20	40	50	—	15〜20
75以上（歳）[2]	50	60	—	15〜20	40	50	—	15〜20
妊婦（付加量） 初期					＋0	＋0	—	—[3]
妊婦（付加量） 中期					＋5	＋5	—	—[3]
妊婦（付加量） 後期					＋20	＋25	—	—[4]
授乳婦（付加量）					＋15	＋20	—	—[4]

① 範囲に関しては，おおむねの値を示したものであり，弾力的に運用すること
② 65歳以上の高齢者について，フレイル予防を目的とした量を定めることは難しいが，身長・体重が参照体位に比べて小さい者や，特に75歳以上であって加齢に伴い身体活動量が大きく低下した者など，必要エネルギー摂取量が低い者では，下限が推奨量を下回る場合がありうる．この場合でも，下限は推奨量以上とすることが望ましい
③ 妊婦（初期・中期）の目標量は，13〜20％エネルギーとした
④ 妊婦（後期）および授乳婦の目標量は，15〜20％エネルギーとした

表8　炭水化物の食事摂取基準

性　別	炭水化物（%エネルギー）		食物繊維（g/ 日）	
	男　性	女　性	男　性	女　性
年齢等	目標量[1][2]	目標量[1][2]	目標量	目標量
0～5 （月）	－	－	－	－
6～11 （月）	－	－	－	－
1～2 （歳）	50～65	50～65	－	－
3～5 （歳）	50～65	50～65	8以上	8以上
6～7 （歳）	50～65	50～65	10以上	10以上
8～9 （歳）	50～65	50～65	11以上	11以上
10～11 （歳）	50～65	50～65	13以上	13以上
12～14 （歳）	50～65	50～65	17以上	17以上
15～17 （歳）	50～65	50～65	19以上	18以上
18～29 （歳）	50～65	50～65	21以上	18以上
30～49 （歳）	50～65	50～65	21以上	18以上
50～64 （歳）	50～65	50～65	21以上	18以上
65～74 （歳）	50～65	50～65	20以上	17以上
75 以上 （歳）	50～65	50～65	20以上	17以上
妊　婦		50～65		18以上
授乳婦		50～65		18以上

① 範囲に関しては，おおむねの値を示したものである
② アルコールを含む．ただし，アルコールの摂取を勧めるものではない

表9　脂質の食事摂取基準

性　別	脂質（%エネルギー）			
	男　性		女　性	
年齢等	目安量	目標量[1]	目安量	目標量[1]
0～5 （月）	50	－	50	－
6～11 （月）	40	－	40	－
1～2 （歳）	－	20～30	－	20～30
3～5 （歳）	－	20～30	－	20～30
6～7 （歳）	－	20～30	－	20～30
8～9 （歳）	－	20～30	－	20～30
10～11 （歳）	－	20～30	－	20～30
12～14 （歳）	－	20～30	－	20～30
15～17 （歳）	－	20～30	－	20～30
18～29 （歳）	－	20～30	－	20～30
30～49 （歳）	－	20～30	－	20～30
50～64 （歳）	－	20～30	－	20～30
65～74 （歳）	－	20～30	－	20～30
75 以上 （歳）	－	20～30	－	20～30
妊　婦			－	20～30
授乳婦			－	20～30

① 範囲に関しては，おおむねの値を示したものである

(表9つづき)

性別	飽和脂肪酸（％エネルギー）①②			
	男　性		女　性	
年齢等	目標量		目標量	
0〜5（月）	−		−	
6〜11（月）	−		−	
1〜2（歳）	−		−	
3〜5（歳）	10以下		10以下	
6〜7（歳）	10以下		10以下	
8〜9（歳）	10以下		10以下	
10〜11（歳）	10以下		10以下	
12〜14（歳）	10以下		10以下	
15〜17（歳）	8以下		8以下	
18〜29（歳）	7以下		7以下	
30〜49（歳）	7以下		7以下	
50〜64（歳）	7以下		7以下	
65〜74（歳）	7以下		7以下	
75以上（歳）	7以下		7以下	
妊　婦			7以下	
授乳婦			7以下	

① 飽和脂肪酸と同じく，脂質異常症および循環器疾患に関与する栄養素としてコレステロールがある．コレステロールに目標量は設定しないが，これは許容される摂取量に上限が存在しないことを保証するものではない．また，脂質異常症の重症化予防の目的からは，200 mg/日未満に留めることが望ましい
② 飽和脂肪酸と同じく，冠動脈疾患に関与する栄養素としてトランス脂肪酸がある．日本人の大多数は，トランス脂肪酸に関する世界保健機関（WHO）の目標（1％エネルギー未満）を下回っており，トランス脂肪酸の摂取による健康への影響は，飽和脂肪酸の摂取によるものと比べて小さいと考えられる．ただし，脂質に偏った食事をしている者では，留意する必要がある．トランス脂肪酸は人体にとって不可欠な栄養素ではなく，健康の保持・増進を図るうえで積極的な摂取は勧められないことから，その摂取量は1％エネルギー未満に留めることが望ましく，1％エネルギー未満でもできるだけ低く留めることが望ましい

性別	n-6系脂肪酸（g/日）		n-3系脂肪酸（g/日）	
	男　性	女　性	男　性	女　性
年齢等	目安量	目安量	目安量	目安量
0〜5（月）	4	4	0.9	0.9
6〜11（月）	4	4	0.8	0.8
1〜2（歳）	4	4	0.7	0.8
3〜5（歳）	6	6	1.1	1.0
6〜7（歳）	8	7	1.5	1.3
8〜9（歳）	8	7	1.5	1.3
10〜11（歳）	10	8	1.6	1.6
12〜14（歳）	11	9	1.9	1.6
15〜17（歳）	13	9	2.1	1.6
18〜29（歳）	11	8	2.0	1.6
30〜49（歳）	10	8	2.0	1.6
50〜64（歳）	10	8	2.2	1.9
65〜74（歳）	9	8	2.2	2.0
75以上（歳）	8	7	2.1	1.8
妊　婦		9		1.6
授乳婦		10		1.8

表10 脂溶性ビタミンの食事摂取基準

性別	ビタミンA（μgRAE/日）[1]							
	男性				女性			
年齢等	推定平均必要量[2]	推奨量[2]	目安量[3]	耐容上限量[3]	推定平均必要量[2]	推奨量[2]	目安量[3]	耐容上限量[3]
0～5（月）	−	−	300	600	−	−	300	600
6～11（月）	−	−	400	600	−	−	400	600
1～2（歳）	300	400	−	600	250	350	−	600
3～5（歳）	350	450	−	700	350	500	−	850
6～7（歳）	300	400	−	950	300	400	−	1,200
8～9（歳）	350	500	−	1,200	350	500	−	1,500
10～11（歳）	450	600	−	1,500	400	600	−	1,900
12～14（歳）	550	800	−	2,100	500	700	−	2,500
15～17（歳）	650	900	−	2,500	500	650	−	2,800
18～29（歳）	600	850	−	2,700	450	650	−	2,700
30～49（歳）	650	900	−	2,700	500	700	−	2,700
50～64（歳）	650	900	−	2,700	500	700	−	2,700
65～74（歳）	600	850	−	2,700	500	700	−	2,700
75以上（歳）	550	800	−	2,700	450	650	−	2,700
妊婦（付加量）　初期					＋0	＋0	−	−
妊婦（付加量）　中期					＋0	＋0	−	−
妊婦（付加量）　後期					＋60	＋80	−	−
授乳婦（付加量）					＋300	＋450	−	−

[1] レチノール活性当量（μgRAE）
＝レチノール（μg）＋β-カロテン（μg）×1/12＋α-カロテン（μg）×1/24
　＋β-クリプトキサンチン（μg）×1/24＋その他のプロビタミンAカロテノイド（μg）×1/24
[2] プロビタミンAカロテノイドを含む
[3] プロビタミンAカロテノイドを含まない

性別	ビタミンD（μg/日）[1]				ビタミンE（mg/日）[2]				ビタミンK（μg/日）	
	男性		女性		男性		女性		男性	女性
年齢等	目安量	耐容上限量	目安量	耐容上限量	目安量	耐容上限量	目安量	耐容上限量	目安量	目安量
0～5（月）	5.0	25	5.0	25	3.0	−	3.0	−	4	4
6～11（月）	5.0	25	5.0	25	4.0	−	4.0	−	7	7
1～2（歳）	3.0	20	3.5	20	3.0	150	3.0	150	50	60
3～5（歳）	3.5	30	4.0	30	4.0	200	4.0	200	60	70
6～7（歳）	4.5	30	5.0	30	5.0	300	5.0	300	80	90
8～9（歳）	5.0	40	6.0	40	5.0	350	5.0	350	90	110
10～11（歳）	6.5	60	8.0	60	5.5	450	5.5	450	110	140
12～14（歳）	8.0	80	9.5	80	6.5	650	6.0	600	140	170
15～17（歳）	9.0	90	8.5	90	7.0	750	5.5	650	160	150
18～29（歳）	8.5	100	8.5	100	6.0	850	5.0	650	150	150
30～49（歳）	8.5	100	8.5	100	6.0	900	5.5	700	150	150
50～64（歳）	8.5	100	8.5	100	7.0	850	6.0	700	150	150
65～74（歳）	8.5	100	8.5	100	7.0	850	6.5	650	150	150
75以上（歳）	8.5	100	8.5	100	6.5	750	6.5	650	150	150
妊婦			8.5	−			6.5	−		150
授乳婦			8.5	−			7.0	−		150

[1] 日照により皮膚でビタミンDが産生されることをふまえ，フレイル予防を図る者はもとより，全年齢区分を通じて，日常生活において可能な範囲内での適度な日光浴を心がけるとともに，ビタミンDの摂取については，日照時間を考慮に入れることが重要である
[2] α-トコフェロールについて算定した．α-トコフェロール以外のビタミンEは含んでいない

表11 水溶性ビタミンの食事摂取基準

性 別	ビタミンB$_1$ (mg/日)[1][2]						ビタミンB$_2$ (mg/日)[3]					
	男 性			女 性			男 性			女 性		
年齢等	推定平均必要量	推奨量	目安量	推定平均必要量	推奨量	目安量	推定平均必要量	推奨量	目安量	推定平均必要量	推奨量	目安量
0〜5（月）	−	−	0.1	−	−	0.1	−	−	0.3	−	−	0.3
6〜11（月）	−	−	0.2	−	−	0.2	−	−	0.4	−	−	0.4
1〜2（歳）	0.4	0.5	−	0.4	0.5	−	0.5	0.6	−	0.5	0.5	−
3〜5（歳）	0.6	0.7	−	0.6	0.7	−	0.7	0.8	−	0.6	0.8	−
6〜7（歳）	0.7	0.8	−	0.7	0.8	−	0.8	0.9	−	0.7	0.9	−
8〜9（歳）	0.8	1.0	−	0.8	0.9	−	0.9	1.1	−	0.9	1.0	−
10〜11（歳）	1.0	1.2	−	0.9	1.1	−	1.1	1.4	−	1.0	1.3	−
12〜14（歳）	1.2	1.4	−	1.1	1.3	−	1.3	1.6	−	1.2	1.4	−
15〜17（歳）	1.3	1.5	−	1.0	1.2	−	1.4	1.7	−	1.2	1.4	−
18〜29（歳）	1.2	1.4	−	0.9	1.1	−	1.3	1.6	−	1.0	1.2	−
30〜49（歳）	1.2	1.4	−	0.9	1.1	−	1.3	1.6	−	1.0	1.2	−
50〜64（歳）	1.1	1.3	−	0.9	1.1	−	1.2	1.5	−	1.0	1.2	−
65〜74（歳）	1.1	1.3	−	0.9	1.1	−	1.2	1.5	−	1.0	1.2	−
75以上（歳）	1.0	1.2	−	0.8	0.9	−	1.1	1.3	−	0.9	1.0	−
妊 婦（付加量）				＋0.2	＋0.2	−				＋0.2	＋0.3	−
授乳婦（付加量）				＋0.2	＋0.2	−				＋0.5	＋0.6	−

① チアミン塩化物塩酸塩（分子量＝337.3）の重量として示した
② 身体活動レベルⅡの推定エネルギー必要量を用いて算定した
特記事項：推定平均必要量は，ビタミンB$_1$の欠乏症である脚気を予防するに足る最小必要量からではなく，尿中にビタミンB$_1$の排泄量が増大しはじめる摂取量（体内飽和量）から算定
③ 身体活動レベルⅡの推定エネルギー必要量を用いて算定した
特記事項：推定平均必要量は，ビタミンB$_2$の欠乏症である口唇炎，口角炎，舌炎などの皮膚炎を予防するに足る最小量からではなく，尿中にビタミンB$_2$の排泄量が増大しはじめる摂取量（体内飽和量）から算定

性 別	ナイアシン（mgNE/日）[1][2]							
	男 性				女 性			
年齢等	推定平均必要量	推奨量	目安量	耐容上限量[3]	推定平均必要量	推奨量	目安量	耐容上限量[3]
0〜5（月）[4]	−	−	2	−	−	−	2	−
6〜11（月）	−	−	3	−	−	−	3	−
1〜2（歳）	5	6	−	60（15）	4	5	−	60（15）
3〜5（歳）	6	8	−	80（20）	6	7	−	80（20）
6〜7（歳）	7	9	−	100（30）	7	8	−	100（30）
8〜9（歳）	9	11	−	150（35）	8	10	−	150（35）
10〜11（歳）	11	13	−	200（45）	10	10	−	150（45）
12〜14（歳）	12	15	−	250（60）	12	14	−	250（60）
15〜17（歳）	14	17	−	300（70）	11	13	−	250（65）
18〜29（歳）	13	15	−	300（80）	9	11	−	250（65）
30〜49（歳）	13	15	−	350（85）	10	12	−	250（65）
50〜64（歳）	12	14	−	350（85）	9	11	−	250（65）
65〜74（歳）	12	14	−	300（80）	9	11	−	250（65）
75以上（歳）	11	13	−	300（75）	9	10	−	250（60）
妊 婦（付加量）					＋0	＋0	−	−
授乳婦（付加量）					＋3	＋3	−	−

① ナイアシン当量（NE）＝ナイアシン＋1/60トリプトファンで示した
② 身体活動レベルⅡの推定エネルギー必要量を用いて算定した
③ ニコチンアミドの重量（mg/日），（ ）内はニコチン酸の重量（mg/日）
④ 単位はmg/日

（表11つづき）

性　別	ビタミンB$_6$（mg/日）[1]								ビタミンB$_{12}$（μg/日）[3]					
	男　性				女　性				男　性			女　性		
年齢等	推定平均必要量	推奨量	目安量	耐容上限量[2]	推定平均必要量	推奨量	目安量	耐容上限量[2]	推定平均必要量	推奨量	目安量	推定平均必要量	推奨量	目安量
0〜5（月）	−	−	0.2	−	−	−	0.2	−	−	−	0.4	−	−	0.4
6〜11（月）	−	−	0.3	−	−	−	0.3	−	−	−	0.5	−	−	0.5
1〜2（歳）	0.4	0.5	−	10	0.4	0.5	−	10	0.8	0.9	−	0.8	0.9	−
3〜5（歳）	0.5	0.6	−	15	0.5	0.6	−	15	0.9	1.1	−	0.9	1.1	−
6〜7（歳）	0.7	0.8	−	20	0.6	0.7	−	20	1.1	1.3	−	1.1	1.3	−
8〜9（歳）	0.8	0.9	−	25	0.8	0.9	−	25	1.3	1.6	−	1.3	1.6	−
10〜11（歳）	1.0	1.1	−	30	1.0	1.1	−	30	1.6	1.9	−	1.6	1.9	−
12〜14（歳）	1.2	1.4	−	40	1.0	1.3	−	40	2.0	2.4	−	2.0	2.4	−
15〜17（歳）	1.2	1.5	−	50	1.0	1.3	−	45	2.0	2.4	−	2.0	2.4	−
18〜29（歳）	1.1	1.4	−	55	1.0	1.1	−	45	2.0	2.4	−	2.0	2.4	−
30〜49（歳）	1.1	1.4	−	60	1.0	1.1	−	45	2.0	2.4	−	2.0	2.4	−
50〜64（歳）	1.1	1.4	−	55	1.0	1.1	−	45	2.0	2.4	−	2.0	2.4	−
65〜74（歳）	1.1	1.4	−	50	1.0	1.1	−	40	2.0	2.4	−	2.0	2.4	−
75以上（歳）	1.1	1.4	−	50	1.0	1.1	−	40	2.0	2.4	−	2.0	2.4	−
妊　婦（付加量）					＋0.2	＋0.2	−	−				＋0.3	＋0.4	−
授乳婦（付加量）					＋0.3	＋0.3	−	−				＋0.7	＋0.8	−

① たんぱく質の推奨量を用いて算定した（妊婦・授乳婦の付加量は除く）
② ピリドキシン（分子量＝169.2）の重量として示した
③ シアノコバラミン（分子量＝1,355.37）の重量として示した

性　別	葉酸（μg/日）[1]							
	男　性				女　性			
年齢等	推定平均必要量	推奨量	目安量	耐容上限量[2]	推定平均必要量	推奨量	目安量	耐容上限量[2]
0〜5（月）	−	−	40	−	−	−	40	−
6〜11（月）	−	−	60	−	−	−	60	−
1〜2（歳）	80	90	−	200	90	90	−	200
3〜5（歳）	90	110	−	300	90	110	−	300
6〜7（歳）	110	140	−	400	110	140	−	400
8〜9（歳）	130	160	−	500	130	160	−	500
10〜11（歳）	160	190	−	700	160	190	−	700
12〜14（歳）	200	240	−	900	200	240	−	900
15〜17（歳）	220	240	−	900	200	240	−	900
18〜29（歳）	200	240	−	900	200	240	−	900
30〜49（歳）	200	240	−	1,000	200	240	−	1,000
50〜64（歳）	200	240	−	1,000	200	240	−	1,000
65〜74（歳）	200	240	−	900	200	240	−	900
75以上（歳）	200	240	−	900	200	240	−	900
妊　婦（付加量）[3][4]					＋200	＋240	−	−
授乳婦（付加量）					＋80	＋100	−	−

① プテロイルモノグルタミン酸（分子量＝441.40）の重量として示した
② 通常の食品以外の食品に含まれる葉酸（狭義の葉酸）に適用する
③ 妊娠を計画している女性，妊娠の可能性がある女性および妊娠初期の妊婦は，胎児の神経管閉鎖障害のリスク低減のために，通常の食品以外の食品に含まれる葉酸（狭義の葉酸）を400μg/日摂取することが望まれる
④ 付加量は，中期および後期にのみ設定した

(表11つづき)

性別	パントテン酸 (mg/日) 男性 目安量	女性 目安量	ビオチン (μg/日) 男性 目安量	女性 目安量	ビタミンC (mg/日)① 男性 推定平均必要量	推奨量	目安量	女性 推定平均必要量	推奨量	目安量
年齢等	目安量	目安量	目安量	目安量	推定平均必要量	推奨量	目安量	推定平均必要量	推奨量	目安量
0～5 （月）	4	4	4	4	—	—	40	—	—	40
6～11 （月）	5	5	5	5	—	—	40	—	—	40
1～2 （歳）	3	4	20	20	35	40	—	35	40	—
3～5 （歳）	4	4	20	20	40	50	—	40	50	—
6～7 （歳）	5	5	30	30	50	60	—	50	60	—
8～9 （歳）	6	5	30	30	60	70	—	60	70	—
10～11 （歳）	6	6	40	40	70	85	—	70	85	—
12～14 （歳）	7	6	50	50	85	100	—	85	100	—
15～17 （歳）	7	6	50	50	85	100	—	85	100	—
18～29 （歳）	5	5	50	50	85	100	—	85	100	—
30～49 （歳）	5	5	50	50	85	100	—	85	100	—
50～64 （歳）	6	5	50	50	85	100	—	85	100	—
65～74 （歳）	6	5	50	50	80	100	—	80	100	—
75以上 （歳）	6	5	50	50	80	100	—	80	100	—
妊婦		5		50				+10	+10	—
授乳婦		6		50				+40	+45	—

① L-アスコルビン酸（分子量＝176.12）の重量で示した．特記事項：推定平均必要量は，ビタミンCの欠乏症である壊血病を予防するに足る最小量からではなく，心臓血管系の疾病予防効果および抗酸化作用の観点から算定
※ ビタミンCの妊婦と授乳婦の数値は付加量を示す

表12 多量ミネラルの食事摂取基準

性別	ナトリウム〔mg/日, （ ）は食塩相当量 [g/日]〕① 男性 推定平均必要量	目安量	目標量	女性 推定平均必要量	目安量	目標量	カリウム (mg/日) 男性 目安量	目標量	女性 目安量	目標量
年齢等	推定平均必要量	目安量	目標量	推定平均必要量	目安量	目標量	目安量	目標量	目安量	目標量
0～5 （月）	—	100 (0.3)	—	—	100 (0.3)	—	400	—	400	—
6～11 （月）	—	600 (1.5)	—	—	600 (1.5)	—	700	—	700	—
1～2 （歳）	—	—	(3.0未満)	—	—	(3.0未満)	900	—	900	—
3～5 （歳）	—	—	(3.5未満)	—	—	(3.5未満)	1,000	1,400以上	1,000	1,400以上
6～7 （歳）	—	—	(4.5未満)	—	—	(4.5未満)	1,300	1,800以上	1,200	1,800以上
8～9 （歳）	—	—	(5.0未満)	—	—	(5.0未満)	1,500	2,000以上	1,500	2,000以上
10～11 （歳）	—	—	(6.0未満)	—	—	(6.0未満)	1,800	2,200以上	1,800	2,000以上
12～14 （歳）	—	—	(7.0未満)	—	—	(6.5未満)	2,300	2,400以上	1,900	2,400以上
15～17 （歳）	—	—	(7.5未満)	—	—	(6.5未満)	2,700	3,000以上	2,000	2,600以上
18～29 （歳）	600 (1.5)	—	(7.5未満)	600 (1.5)	—	(6.5未満)	2,500	3,000以上	2,000	2,600以上
30～49 （歳）	600 (1.5)	—	(7.5未満)	600 (1.5)	—	(6.5未満)	2,500	3,000以上	2,000	2,600以上
50～64 （歳）	600 (1.5)	—	(7.5未満)	600 (1.5)	—	(6.5未満)	2,500	3,000以上	2,000	2,600以上
65～74 （歳）	600 (1.5)	—	(7.5未満)	600 (1.5)	—	(6.5未満)	2,500	3,000以上	2,000	2,600以上
75以上 （歳）	600 (1.5)	—	(7.5未満)	600 (1.5)	—	(6.5未満)	2,500	3,000以上	2,000	2,600以上
妊婦				600 (1.5)	—	(6.5未満)			2,000	2,600以上
授乳婦				600 (1.5)	—	(6.5未満)			2,200	2,600以上

① 高血圧および慢性腎臓病（CKD）の重症化予防のための食塩相当量の量は，男女とも6.0 g/日未満とした

（表12つづき）

性　別	カルシウム（mg/日）							
	男　性				女　性			
年齢等	推定平均必要量	推奨量	目安量	耐容上限量	推定平均必要量	推奨量	目安量	耐容上限量
0〜5（月）	－	－	200	－	－	－	200	－
6〜11（月）	－	－	250	－	－	－	250	－
1〜2（歳）	350	450	－	－	350	400	－	－
3〜5（歳）	500	600	－	－	450	550	－	－
6〜7（歳）	500	600	－	－	450	550	－	－
8〜9（歳）	550	650	－	－	600	750	－	－
10〜11（歳）	600	700	－	－	600	750	－	－
12〜14（歳）	850	1,000	－	－	700	800	－	－
15〜17（歳）	650	800	－	－	550	650	－	－
18〜29（歳）	650	800	－	2,500	550	650	－	2,500
30〜49（歳）	600	750	－	2,500	550	650	－	2,500
50〜64（歳）	600	750	－	2,500	550	650	－	2,500
65〜74（歳）	600	750	－	2,500	550	650	－	2,500
75以上（歳）	600	700	－	2,500	500	600	－	2,500
妊　婦（付加量）					＋0	＋0	－	－
授乳婦（付加量）					＋0	＋0	－	－

性　別	マグネシウム（mg/日）							
	男　性				女　性			
年齢等	推定平均必要量	推奨量	目安量	耐容上限量[1]	推定平均必要量	推奨量	目安量	耐容上限量[1]
0〜5（月）	－	－	20	－	－	－	20	－
6〜11（月）	－	－	60	－	－	－	60	－
1〜2（歳）	60	70	－	－	60	70	－	－
3〜5（歳）	80	100	－	－	80	100	－	－
6〜7（歳）	110	130	－	－	110	130	－	－
8〜9（歳）	140	170	－	－	140	160	－	－
10〜11（歳）	180	210	－	－	180	220	－	－
12〜14（歳）	250	290	－	－	240	290	－	－
15〜17（歳）	300	360	－	－	260	310	－	－
18〜29（歳）	280	340	－	－	230	270	－	－
30〜49（歳）	310	370	－	－	240	290	－	－
50〜64（歳）	310	370	－	－	240	290	－	－
65〜74（歳）	290	350	－	－	230	280	－	－
75以上（歳）	270	320	－	－	220	260	－	－
妊　婦（付加量）					＋30	＋40	－	－
授乳婦（付加量）					＋0	＋0	－	－

[1] 通常の食品以外からの摂取量の耐容上限量は，成人の場合350 mg/日，小児では5 mg/kg体重/日とした．それ以外の通常の食品からの摂取の場合，耐容上限量は設定しない

（表12つづき）

性　別	リン（mg/日）			
	男　性		女　性	
年齢等	目安量	耐容上限量	目安量	耐容上限量
0〜5（月）	120	―	120	―
6〜11（月）	260	―	260	―
1〜2（歳）	500	―	500	―
3〜5（歳）	700	―	700	―
6〜7（歳）	900	―	800	―
8〜9（歳）	1,000	―	1,000	―
10〜11（歳）	1,100	―	1,000	―
12〜14（歳）	1,200	―	1,000	―
15〜17（歳）	1,200	―	900	―
18〜29（歳）	1,000	3,000	800	3,000
30〜49（歳）	1,000	3,000	800	3,000
50〜64（歳）	1,000	3,000	800	3,000
65〜74（歳）	1,000	3,000	800	3,000
75以上（歳）	1,000	3,000	800	3,000
妊　婦			800	―
授乳婦			800	―

表13 微量ミネラルの食事摂取基準

性　別	鉄（mg/日）									
	男　性				女　性					
					月経なし		月経あり			
年齢等	推定平均必要量	推奨量	目安量	耐容上限量	推定平均必要量	推奨量	推定平均必要量	推奨量	目安量	耐容上限量
0〜5（月）	―	―	0.5	―	―	―	―	―	0.5	―
6〜11（月）	3.5	5.0	―	―	3.5	4.5	―	―	―	―
1〜2（歳）	3.0	4.5	―	25	3.0	4.5	―	―	―	20
3〜5（歳）	4.0	5.5	―	25	4.0	5.5	―	―	―	25
6〜7（歳）	5.0	5.5	―	30	4.5	5.5	―	―	―	30
8〜9（歳）	6.0	7.0	―	35	6.0	7.5	―	―	―	35
10〜11（歳）	7.0	8.5	―	35	7.0	8.5	10.0	12.0	―	35
12〜14（歳）	8.0	10.0	―	40	7.0	8.5	10.0	12.0	―	40
15〜17（歳）	8.0	10.0	―	50	5.5	7.0	8.5	10.5	―	40
18〜29（歳）	6.5	7.5	―	50	5.5	6.5	8.5	10.5	―	40
30〜49（歳）	6.5	7.5	―	50	5.5	6.5	9.0	10.5	―	40
50〜64（歳）	6.5	7.5	―	50	5.5	6.5	9.0	11.0	―	40
65〜74（歳）	6.0	7.5	―	50	5.0	6.0	―	―	―	40
75以上（歳）	6.0	7.0	―	50	5.0	6.0	―	―	―	40
妊婦（付加量） 初期					＋2.0	＋2.5	―	―	―	―
妊婦（付加量） 中期・後期					＋8.0	＋9.5	―	―	―	―
授乳婦（付加量）					＋2.0	＋2.5	―	―	―	―

（表13つづき）

性　別	亜鉛（mg/日）							
	男　性				女　性			
年齢等	推定平均必要量	推奨量	目安量	耐容上限量	推定平均必要量	推奨量	目安量	耐容上限量
0〜5（月）	−	−	2	−	−	−	2	−
6〜11（月）	−	−	3	−	−	−	3	−
1〜2（歳）	3	3	−	−	2	3	−	−
3〜5（歳）	3	4	−	−	3	3	−	−
6〜7（歳）	4	5	−	−	3	4	−	−
8〜9（歳）	5	6	−	−	4	5	−	−
10〜11（歳）	6	7	−	−	5	6	−	−
12〜14（歳）	9	10	−	−	7	8	−	−
15〜17（歳）	10	12	−	−	7	8	−	−
18〜29（歳）	9	11	−	40	7	8	−	35
30〜49（歳）	9	11	−	45	7	8	−	35
50〜64（歳）	9	11	−	45	7	8	−	35
65〜74（歳）	9	11	−	40	7	8	−	35
75以上（歳）	9	10	−	40	6	8	−	30
妊　婦（付加量）					＋1	＋2	−	−
授乳婦（付加量）					＋3	＋4	−	−

性　別	銅（mg/日）							
	男　性				女　性			
年齢等	推定平均必要量	推奨量	目安量	耐容上限量	推定平均必要量	推奨量	目安量	耐容上限量
0〜5（月）	−	−	0.3	−	−	−	0.3	−
6〜11（月）	−	−	0.3	−	−	−	0.3	−
1〜2（歳）	0.3	0.3	−	−	0.2	0.3	−	−
3〜5（歳）	0.3	0.4	−	−	0.3	0.3	−	−
6〜7（歳）	0.4	0.4	−	−	0.4	0.4	−	−
8〜9（歳）	0.4	0.5	−	−	0.4	0.5	−	−
10〜11（歳）	0.5	0.6	−	−	0.5	0.6	−	−
12〜14（歳）	0.7	0.8	−	−	0.6	0.8	−	−
15〜17（歳）	0.8	0.9	−	−	0.6	0.7	−	−
18〜29（歳）	0.7	0.9	−	7	0.6	0.7	−	7
30〜49（歳）	0.7	0.9	−	7	0.6	0.7	−	7
50〜64（歳）	0.7	0.9	−	7	0.6	0.7	−	7
65〜74（歳）	0.7	0.9	−	7	0.6	0.7	−	7
75以上（歳）	0.7	0.8	−	7	0.6	0.7	−	7
妊　婦（付加量）					＋0.1	＋0.1	−	−
授乳婦（付加量）					＋0.5	＋0.6	−	−

（表13つづき）

	マンガン（mg/日）			
性 別	男 性		女 性	
年齢等	目安量	耐容上限量	目安量	耐容上限量
0～5（月）	0.01	―	0.01	―
6～11（月）	0.5	―	0.5	―
1～2（歳）	1.5	―	1.5	―
3～5（歳）	1.5	―	1.5	―
6～7（歳）	2.0	―	2.0	―
8～9（歳）	2.5	―	2.5	―
10～11（歳）	3.0	―	3.0	―
12～14（歳）	4.0	―	4.0	―
15～17（歳）	4.5	―	3.5	―
18～29（歳）	4.0	11	3.5	11
30～49（歳）	4.0	11	3.5	11
50～64（歳）	4.0	11	3.5	11
65～74（歳）	4.0	11	3.5	11
75以上（歳）	4.0	11	3.5	11
妊 婦			3.5	―
授乳婦			3.5	―

	ヨウ素（μg/日）							
性 別	男 性				女 性			
年齢等	推定平均必要量	推奨量	目安量	耐容上限量	推定平均必要量	推奨量	目安量	耐容上限量
0～5（月）	―	―	100	250	―	―	100	250
6～11（月）	―	―	130	250	―	―	130	250
1～2（歳）	35	50	―	300	35	50	―	300
3～5（歳）	45	60	―	400	45	60	―	400
6～7（歳）	55	75	―	550	55	75	―	550
8～9（歳）	65	90	―	700	65	90	―	700
10～11（歳）	80	110	―	900	80	110	―	900
12～14（歳）	95	140	―	2,000	95	140	―	2,000
15～17（歳）	100	140	―	3,000	100	140	―	3,000
18～29（歳）	95	130	―	3,000	95	130	―	3,000
30～49（歳）	95	130	―	3,000	95	130	―	3,000
50～64（歳）	95	130	―	3,000	95	130	―	3,000
65～74（歳）	95	130	―	3,000	95	130	―	3,000
75以上（歳）	95	130	―	3,000	95	130	―	3,000
妊 婦（付加量）					＋75	＋110	―	―[1]
授乳婦（付加量）					＋100	＋140	―	―[1]

[1] 妊婦および授乳婦の耐容上限量は，2,000μg/日とした

（表13つづき）

| 性別 | セレン（μg/日） | | | | | | | |
| | 男　性 | | | | 女　性 | | | |
年齢等	推定平均必要量	推奨量	目安量	耐容上限量	推定平均必要量	推奨量	目安量	耐容上限量
0〜5（月）	−	−	15	−	−	−	15	−
6〜11（月）	−	−	15	−	−	−	15	−
1〜2（歳）	10	10	−	100	10	10	−	100
3〜5（歳）	10	15	−	100	10	10	−	100
6〜7（歳）	15	15	−	150	15	15	−	150
8〜9（歳）	15	20	−	200	15	20	−	200
10〜11（歳）	20	25	−	250	20	25	−	250
12〜14（歳）	25	30	−	350	25	30	−	300
15〜17（歳）	30	35	−	400	20	25	−	350
18〜29（歳）	25	30	−	450	20	25	−	350
30〜49（歳）	25	30	−	450	20	25	−	350
50〜64（歳）	25	30	−	450	20	25	−	350
65〜74（歳）	25	30	−	450	20	25	−	350
75以上（歳）	25	30	−	400	20	25	−	350
妊　婦（付加量）					＋5	＋5	−	−
授乳婦（付加量）					＋15	＋20	−	−

| 性別 | クロム（μg/日） | | | | モリブデン（μg/日） | | | | | | | |
| | 男　性 | | 女　性 | | 男　性 | | | | 女　性 | | | |
年齢等	目安量	耐容上限量	目安量	耐容上限量	推定平均必要量	推奨量	目安量	耐容上限量	推定平均必要量	推奨量	目安量	耐容上限量
0〜5（月）	0.8	−	0.8	−	−	−	2	−	−	−	2	−
6〜11（月）	1.0	−	1.0	−	−	−	5	−	−	−	5	−
1〜2（歳）	−	−	−	−	10	10	−	−	10	10	−	−
3〜5（歳）	−	−	−	−	10	10	−	−	10	10	−	−
6〜7（歳）	−	−	−	−	10	15	−	−	10	15	−	−
8〜9（歳）	−	−	−	−	15	20	−	−	15	15	−	−
10〜11（歳）	−	−	−	−	15	20	−	−	15	20	−	−
12〜14（歳）	−	−	−	−	20	25	−	−	20	25	−	−
15〜17（歳）	−	−	−	−	25	30	−	−	20	25	−	−
18〜29（歳）	10	500	10	500	20	30	−	600	20	25	−	500
30〜49（歳）	10	500	10	500	25	30	−	600	20	25	−	500
50〜64（歳）	10	500	10	500	25	30	−	600	20	25	−	500
65〜74（歳）	10	500	10	500	20	30	−	600	20	25	−	500
75以上（歳）	10	500	10	500	20	25	−	600	20	25	−	500
妊　婦			10	−					＋0	＋0	−	−
授乳婦			10	−					＋3	＋3	−	−

※ モリブデンの妊婦と授乳婦の数値は付加量を示す

索引

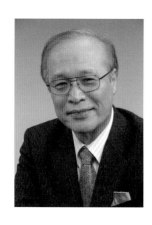

● 著者

中村 丁次（なかむら ていじ）

神奈川県立保健福祉大学学長 / 公益社団法人日本栄養士会会長

〈略歴〉

1972 年	3 月	徳島大学医学部栄養学科卒業
1972 年	4 月	新宿医院勤務
1975 年	4 月	聖マリアンナ医科大学病院栄養部勤務
1978 年	4 月	東京大学医学部研究生
1985 年	10 月	医学博士（東京大学医学部）
1987 年	4 月	聖マリアンナ医科大学横浜市西部病院栄養部副部長，同大第 3 内科兼任講師
1999 年	4 月	聖マリアンナ医科大学病院栄養部部長
2003 年	4 月	神奈川県立保健福祉大学保健福祉学部栄養学科長 / 教授
2008 年	12 月	聖マリアンナ医科大学代謝・内分泌内科客員教授
2011 年	4 月	神奈川県立保健福祉大学長（現在に至る）
2014 年	3 月	Hanoi Medical University, Vietnam Visiting Professor for the Nutrition Bachelor Course

〈学会等活動〉

日本栄養学教育学会理事長

日本臨床栄養学会名誉会員

日本臨床栄養協会理事

日本保健医療福祉連携教育学会理事

日本食育学会常務理事

日本肥満学会功労評議員

日本栄養・食糧学会代議員

日本栄養改善学会名誉会員

日本臨床栄養代謝学会名誉会員

ダノン国際研究財団理事

厚生労働省「循環器疾患・糖尿病等生活習慣病対策総合研究事業」中間・事後評価委員長，「日本人の長寿を支える『健康な食事』のあり方に関する検討会」座長

消費者庁「特別用途食品制度に関する検討会」座長

文部科学省「学校給食摂取基準策定に関する調査研究協力者会議」座長

楽しくわかる栄養学

2020 年 3 月　1 日　第 1 刷発行
2024 年 2 月 20 日　第 3 刷発行

著　者　　中村丁次

発行人　　一戸裕子

発行所　　株式会社　羊　土　社
　　　　　〒 101-0052
　　　　　東京都千代田区神田小川町 2-5-1
　　　　　TEL　　03 (5282) 1211
　　　　　FAX　　03 (5282) 1212
　　　　　E-mail　eigyo@yodosha.co.jp
　　　　　URL　　www.yodosha.co.jp/

© YODOSHA CO., LTD. 2020
Printed in Japan

イラスト　　ウチダヒロコ

印刷所　　株式会社　平河工業社

ISBN978-4-7581-0899-7

羊土社　発行書籍

解剖生理や生化学をまなぶ前の　**楽しくわかる生物・化学・物理**

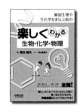

岡田隆夫／著，村山絵里子／イラスト
定価 2,860 円（本体 2,600 円＋税 10%）　B5 判　215 頁　ISBN978-4-7581-2073-9

理科が不得意な医療系学生のリメディアルに最適！ 必要な知識だけを厳選して解説，専門科目でつまずかない基礎力が身につきます．頭にしみこむイラストとたとえ話で，最後まで興味をもって学べるテキストです．

生理学・生化学につながる　**ていねいな化学**

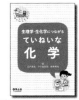

白戸亮吉，小川由香里，鈴木研太／著
定価 2,200 円（本体 2,000 円＋税 10%）　B5 判　192 頁　ISBN978-4-7581-2100-2

医療者を目指すうえで必要な知識を厳選！ 生理学・生化学・医療とのつながりがみえる解説で「なぜ化学が必要か」がわかります．化学が苦手でも親しみやすいキャラクターとていねいな解説で楽しく学べます！

生理学・生化学につながる　**ていねいな生物学**

白戸亮吉，小川由香里，鈴木研太／著
定価 2,420 円（本体 2,200 円＋税 10%）　B5 判　220 頁　ISBN 978-4-7581-2110-1

医療者を目指すうえで必要な知識を厳選！ 生理学・生化学・医療に自然につながる解説で，1 冊で生物学の基本から生理学・生化学への入門まで．親しみやすいキャラクターとていねいな解説で楽しく学べます．

ていねいな保健統計学

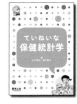

白戸亮吉，鈴木研太／著
定価 2,200 円（本体 2,000 円＋税 10%）　B5 判　197 頁　ISBN978-4-7581-0972-7

数学が苦手でも大丈夫！ ムズカシイ数式なしで基本的な考え方を一つひとつ解説しているから，平均も標準偏差も検定もとことん納得！ 練習問題には看護師・保健師国家試験の過去問つき．国試対策はこれでバッチリ！

栄養科学イラストレイテッド
基礎栄養学　第 4 版

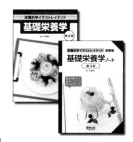

田地陽一／編
定価 3,080 円（本体 2,800 円＋税 10%）　B5 判　208 頁　ISBN978-4-7581-1360-1

栄養科学イラストレイテッド［演習版］
基礎栄養学ノート　第 4 版

田地陽一／編
定価 2,860 円（本体 2,600 円＋税 10%）　B5 判　200 頁　ISBN978-4-7581-1361-8

栄養素の消化吸収・代謝を豊富なイラストでわかりやすく解説．2020 年版食事摂取基準に対応！

臨床栄養全史　栄養療法の面白さがみえる、深まる

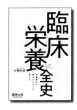

大熊利忠／著
定価 2,420 円（本体 2,200 円＋税 10%）　四六判　279 頁　ISBN978-4-7581-0906-2

「経腸栄養の起源は古代エジプト・ギリシャにあり，その方法はまさかの？」「生理食塩水が最初に用いられたのはあの疾患の治療だった？」思わず誰かに話したくなるような，臨床栄養の教養を身につけませんか？